Arne Lund

Natürlich heilen mit
Honig

Mit Honig, Pollen, Gelée Royale und Propolis Krankheiten vorbeugen und wirksam behandeln. Die besten Rezepturen für Gesundheit und Wohlbefinden

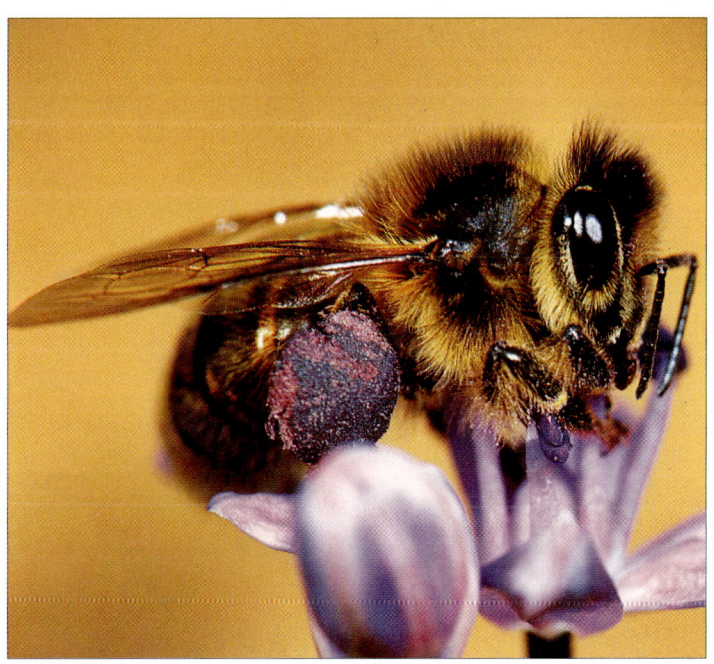

LUDWIG

Inhalt

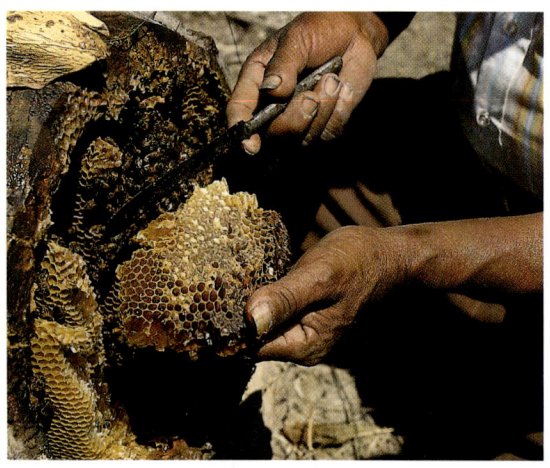

Sehr aromatisch ist Honig direkt aus der Wabe.

Nektare verschiedener Pflanzen bestimmen Farbe und Geschmack beim Honig.

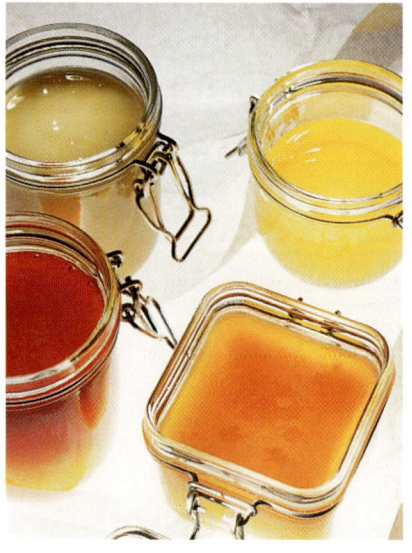

Dem Sammelfleiß der Bienen verdanken wir Menschen hochwertige Naturprodukte.

Vorwort

In allen Heilverfahren der Welt ist die Apitherapie (von lat. Apis = Biene) seit alters sehr verbreitet. Gemeint ist damit die Nutzung der Produkte aus dem Bienenkorb für die menschliche Gesundheit. Bienenprodukte sind Honig, Propolis, Pollen, Gelée Royale und Wachs. Honig kennt jeder; er ist der süße Stoff, den die Bienen aus Pflanzennektar herstellen. Unter Propolis versteht man das Kittharz, mit dem sie Risse in den Waben abdichten. Pollen ist männlicher Pflanzensamen und wie der Nektar ein Sammelgut der Bienen. Das berühmte Gelée Royale ist der Futtersaft für ihre Larven, in erster Linie für die Königinnenlarven. Bienenwachs schließlich stellen die Bienen in ihren Wachsdrüsen her; sie bauen daraus ihre Waben.

Wegen ihrer Nützlichkeit und ihres sprichwörtlichen Fleißes wurde die Biene in allen alten Kulturen hoch verehrt und stand oft unter besonderem Schutz der Herrscher, die den Raub oder die Vernichtung von Bienenvölkern mit hohen Strafen belegten.

Die Apitherapie – Gesundheit aus dem Bienenstock

Allein in der Bibel gibt es mehr als 300 Hinweise auf Heilrezepte mit Bienenprodukten. Im Koran finden sich sogar noch mehr.
Seit etwa 8 000 Jahren betreibt der Mensch Imkerei, also Bienenhaltung und -zucht. Aber auch schon in der Steinzeit wurde Honig gesammelt. Und quer durch alle geschichtlichen Epochen ziehen sich die Zeugnisse von der Verwendung von Bienenprodukten als Nahrungs- und auch Heilmittel.
Leider sind auch die Bienen von der um sich greifenden Umweltverschmutzung nicht verschont geblieben: Viele Bienenvölker sind krank, der Honig schadstoffbelastet, aber trotzdem gehört er noch immer zu unseren gehaltvollsten und reinsten Lebensmitteln.

»Honig hilft heilen!«

Bei meiner Großmutter war das keine Feststellung, sondern ein Kommando. Mit diesen Worten gab es früher im Winter stets ein Glas warme Milch mit einem großen Löffel Honig für uns Kinder – zur

Vorbeugung gegen Erkältungen. Und auch gegen alle möglichen anderen Infektionen, wie meine Großmutter immer betonte.

»Honig hilft heilen« war auch der Leitsatz, der mich etwa 40 Jahre später immer begleitete, wenn ich bei Naturvölkern Gesundheitsrezepturen mit Honig oder anderen Produkten aus dem Bienenkorb erkundete. Denn manche Völker, besonders die karibischen und die Indianervölker Nordamerikas, haben eine regelrechte Bienenapotheke, Zusammenstellungen von Rezepturen also, in denen die Produkte der Bienen häufig auch mit Heilpflanzen gemischt werden.

In diesem Ratgeber werden Ihnen die bewährtesten Rezepturen dieser Bienenapotheke vorgestellt. Sie erfahren, welche Bienenprodukte bei welchen gesundheitlichen Beschwerden und Krankheiten anzuwenden sind und wie sie wirken. Natürlich stellt die Bienenapotheke kein Allheilmittel dar, aber ihr Potenzial ist vielen noch unbekannt oder wird weit unterschätzt. Sie ist eine natürliche, gefahrlose Alternative zu vielen chemischen Präparaten mit unerwünschten und schädlichen Nebenwirkungen.

Lassen Sie sich also von diesem Ratgeber in die Welt der Bienen einführen, und lernen Sie, die sanfte Kraft ihrer Produkte auch für sich zu nutzen.

Propolis, Pollen und Gelée Royale werden erst langsam populär, aber im Honigverbrauch sind die Deutschen seit langem Weltmeister: Fast drei Pfund pro Kopf werden im Jahr bei uns verzehrt.

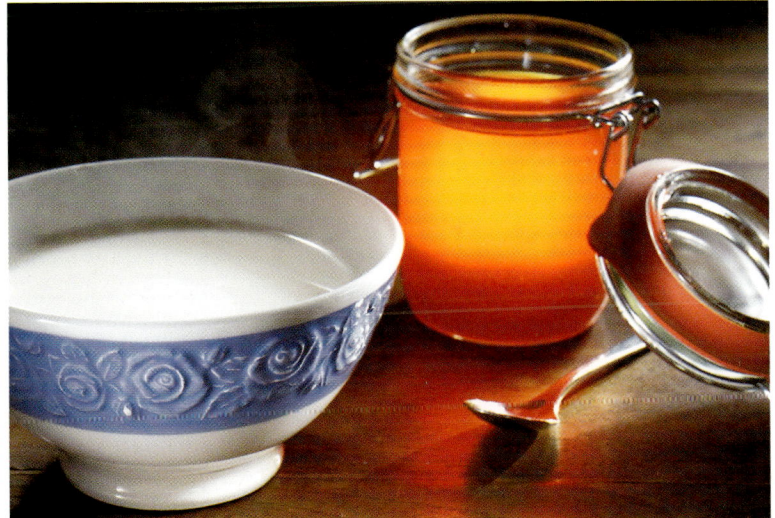

Heiße Milch mit Honig – wer kennt dieses bewährte Heilmittel nicht. Es hilft besonders schnell bei rauhem Hals, Heiserkeit und anderen Erkältungssymptomen.

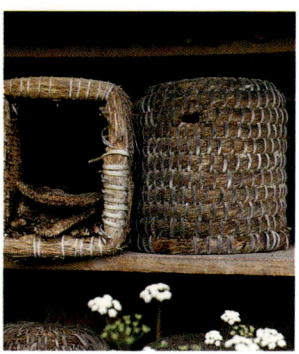

Manche Imker halten ihre Bienenvölker auch heute noch in den traditionellen Strohkörben.

Aus dem Leben der Bienen

Die Biene ist wahrscheinlich das älteste Haustier des Menschen. Hatte man lange Zeit angenommen, Wiederkäuer seien die ersten Tiere gewesen, die der Mensch domestizierte, haben inzwischen Höhlenzeichnungen und Ausgrabungen diese Meinung revidiert.

Am Rande der Schwäbischen Alb beispielsweise wurden Versteinerungen gefunden, die darauf schließen lassen, dass Bienen schon vor etwa sechs Millionen Jahren unsere Erde bevölkerten. Den Menschen hingegen gibt es wahrscheinlich erst seit etwa 600 000 Jahren.

Kleine Geschichte der Imkerei

Wohl vor rund 15 000 Jahren lernten unsere Vorfahren die Nützlichkeit der Bienen und vor allem den Wohlgeschmack ihres Honigs kennen. Aus dieser Zeit stammen nämlich die Höhlenzeichnungen von La Aranas in der spanischen Provinz Valencia: Sie zeigen u. a. eine Frau beim Ausheben eines Bienennests. Die Biene war ursprünglich ein Waldtier, das hauptsächlich in hohlen Bäumen hauste. Vermutlich hat der Mensch, als er sich die Hautflügler zunutze machte, solche Baumstämme in die Nähe seiner eigenen Behausung gebracht. Hier liegen also die Anfänge der Imkerei.

Die Biene ist ursprünglich in ganz Europa, Asien und Afrika bis zum 64. nördlichen Breitengrad heimisch. In Amerika wurde die europäische Honigbiene erst um 1638 durch Siedler nach Neuengland eingeführt.

Von der Wild- zur Hausbiene

Die Art und Weise, wie die Menschen damals mit Bienen umgingen, ist in ihren Grundzügen bis heute erhalten. Zwar erinnert zumindest in Europa nur noch wenig an diese Anfänge, aber Indianerstämme in Paraguay betreiben die Wildbienennutzung heute noch so, wie sie durch die berühmten spanischen Höhlenzeichnungen überliefert ist.

6

Der Übergang von der Wildbienennutzung zur Hausbienenzucht lässt sich zeitlich nicht exakt festlegen. Gesichert ist aber, dass schon die ältesten Kulturvölker die heilende Wirkung des Honigs kannten und auch deshalb Bienenzucht betrieben. Man findet Hinweise darauf u.a. bei den Babyloniern, den Ägyptern, den Indern, den Griechen und Römern. Ärzte und Heilkundige verabreichten schon damals Honig als die Naturmedizin schlechthin, und auch in Gesetzestexten tauchte die Bienenzucht auf.

Klare Bestimmungen regelten z.B., wie groß der Abstand eines Bienenkorbs zu dem des Nachbarn sein musste, nämlich 300 Fuß, heißt es in der Gesetzessammlung des Atheners Solon (ca. 600 v.Chr.). Selbst von Hippokrates (ca. 460–375 v.Chr.), dem »Vater der Medizin«, ist überliefert, dass er Honig als Heilmittel sehr schätzte.

Honig – ein Teil vom Paradies

In der Bibel findet sich über 20-mal der Hinweis auf das gelobte Land, »in dem Milch und Honig fließen«, aber auch andere Glaubensschriften befassen sich damit. Bei den Indern beispielsweise ist das verronnene »Goldene Zeitalter«, in dem Milch und Honig in Bächen auf der Erde flossen, Bestandteil des Glaubens. Honig soll die erste Nahrung des Gottes Indra gewesen sein, außerdem taucht der süße Stoff in vielen indischen Heilrezepten auf.

Den Griechen galt Honig ebenfalls als Nahrung und Getränk der Götter, und die Biene war eng mit der Mythologie verknüpft. So betrachtete man die emsigen Insekten als Boten von Göttinnen der Künste und Wissenschaften und nannte sie »Vögel der Musen«. Die Philosophen Sophokles und Platon sollten ihre ungewöhnlichen Geisteskräfte dem Kuss von Bienen verdanken.

Auch in Rom war die Bienenzucht weit gediehen. Zu einem landwirtschaftlichen Betrieb gehörte ein Bienenstock. Für seine Überwachung wurde eigens ein Bienensklave abgestellt. Aus jener Zeit stammt auch der Hinweis des Schriftstellers Vergil, der den Imkern empfahl, den Bienenköniginnen die Flügel zu stutzen, um ihr Ausschwärmen zu verhindern.

Die frühen Christen segneten zu Ostern Milch und Honig als Gottesgaben, sie gaben diese »paradiesische« Nahrung auch den Neugeborenen bei der Taufe.

Ein neuer Beruf – Bienenzüchter

Klare Richtlinien herrschten bei den Germanen. Wer einen Baum fand, in dem ein Bienenvolk lebte, versah ihn mit seinem Kennzeichen. Damit war klar, dass nur er Honig aus diesem Baum entnehmen durfte. Daraus entwickelte sich vor etwa 1 000 Jahren der Berufsstand des Zeidlers, des Hausbienenzüchters, der Bäume aushöhlte, sie mit einem Bienenschwarm besetzte und den Baum so verschloss, dass auf der einen Seite ein Flugloch offen blieb, auf der anderen der Zugriff auf den Honig möglich war. Nicht jeder Imker aber hatte die Bäume, in denen sich seine Bienen aufhielten, in der Nähe seines Hauses. Also sann man darüber nach, wie man Bienenvölker in der eigenen Umgebung halten könnte – und kam auf den mobilen Bienenkorb aus Stroh.

Vom hohlen Baum zum Bienenstock

Es war ein schlesischer Pfarrer, der die Imkerei wesentlich weiterentwickelte. Dem Geistlichen war es ein Dorn im Auge, dass die fest mit den Wänden der Körbe verbundenen Waben vollständig herausgeschnitten werden mussten, um den Honig ernten zu können. Er setzte deshalb Stäbchen ein, die man herausnehmen konnte, ohne die Waben dabei zu zerstören. Diese Idee führte schließlich zur Entwicklung eines rechteckigen Holzrahmens, in den die Bienen ihre Waben einbauten. So konnten sie leicht aus dem mittlerweile hölzernen Stock herausgenommen und ersetzt werden.

Besonders verbreitet war die Imkerei um das Jahr 1000 in der Gegend von Nürnberg, die damals üppig bewaldet war. Daraus entwickelte sich die Herstellung der weltberühmten Nürnberger Lebkuchen aus Honigteig.

Zucker für die Bienen, Honig für den Menschen

Eine wesentliche Veränderung brachte eine andere Entdeckung. Hatten die Imker immer das Problem, einen Teil des Honigs als Winterfütterung für die Bienen im Stock lassen zu müssen, setzte sich vor rund 100 Jahren der Rohrzucker als Nahrungsersatz durch: Er wurde in Wasser gelöst und an die Bienen verfüttert. Der Honig blieb dem Menschen. Damit gelang den Imkern eine gewaltige Produktionssteigerung, denn zuvor konnte man im Frühjahr nur das ernten, was die

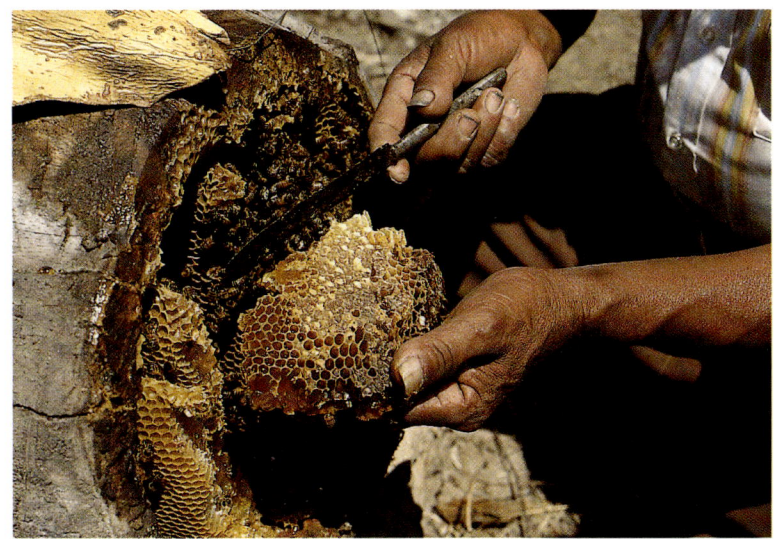

In Paraguay oder Mexiko wird noch Wildbienenzucht betrieben. Den aromatischen Honig ernten die Menschen dort aus Waben in hohlen Baumstämmen.

Bienen den Winter über nicht selbst verbraucht hatten. Honig und andere Bienenprodukte entwickelten sich schließlich in ganz Europa zu einem bedeutenden Handelsgut und sind es auch heute noch, obwohl die Imkerei als Berufsstand stark rückläufig ist und unter den Auswirkungen der zunehmenden Umweltverschmutzung in vielen Gegenden zu leiden hat.

Der Bienenstaat

Man unterscheidet bei der Honigbiene die Königin, die Arbeiterin und die Drohne. Sie alle zusammen bilden das Bienenvolk, ein Gefüge, das zu Recht als Staat bezeichnet wird. Denn innerhalb des Bienenvolks sind die Aufgaben klar verteilt, es herrscht eine unumstößliche Hierarchie. An ihrer Spitze steht die Bienenkönigin, gefolgt von den Arbeitsbienen. Den Drohnen, den männlichen Bienen, kommt eine untergeordnete Bedeutung zu.

Das Bienenvolk besteht aus 20 000 bis 70 000 Arbeitsbienen und einer Königin. Lediglich im Sommer erhöht sich diese Zahl für kurze Zeit um etwa 1 000 bis 2 000 Drohnen.

Die strenge Ordnung des Bienenstaats galt vielen Machthabern als Vorbild für eine gute Regierung. So wählten Karl der Große und auch Napoleon die Biene als Symbol ihrer Herrschaft.

Die Königin und ihre Männer

Während die Königin an ihrem langen Hinterleib zu erkennen ist, haben die Drohnen eine gedrungene Körperform. Diese behäbigen Gesellen besitzen nur eine Aufgabe in ihrem Leben: Einige wenige von ihnen dürfen die Königin begatten. Nach dem so genannten Hochzeitsflug werden die Drohnen aus dem Bienenstock vertrieben und sterben, denn sie sind nicht in der Lage, sich selbst zu ernähren.

Eine Hochzeit reicht fürs Leben

Die Königin beginnt nach der Begattung mit der Eiablage – täglich etwa 1 200 Stück. Die in eine Körpertasche geleitete männliche Samenflüssigkeit reicht Zeit ihres Lebens zur Befruchtung der Eier. Aus ihnen schlüpfen vorwiegend Arbeitsbienen, die ja den Hauptanteil eines Bienenvolks ausmachen.

Die Königin legt aber auch eine gewisse Anzahl von unbefruchteten Eiern ab. In ihnen wachsen Drohnen heran.

Die Drohnen haben die kürzeste Lebenszeit aller Bienen und werden nur etwa zwei Monate alt. Da sie weder einen Stachel zu ihrer Verteidigung noch Organe zum Nektarsammeln besitzen, sind sie allein nicht überlebensfähig.

Die Arbeiterinnen – bienenfleißig

Die kleine Arbeitsbiene ist ein Weibchen mit verkümmerten Geschlechtsorganen und ausschließlich für die Arbeit da. Ihre Mundwerkzeuge sind deshalb besonders stark ausgebildet. Die ersten drei Wochen ihres Lebens verbringt sie im Bienenstock mit dem Wabenbau und der Brutpflege. Dann fliegt sie zum Sammeln von Pollen und Nektar aus. Ihr Sammelgut packt die Arbeitsbiene in winzige Körbchen, die sich an den Hinterbeinen befinden. Umgeben ist dieses Körbchen von Borsten, in denen sich Blütenstaub verfängt. Am Hinterleib sitzt der mit Stechborsten und Giftdrüse versehene Stachel.

Waben für Nachwuchs und Honig

Die Entwicklung der Arbeitsbiene vom Ei über die Larve bis hin zur Puppe, auch Nymphe genannt, dauert etwa 20 Tage, die der Königin etwa 16 und die der Drohne etwa 27 Tage. Das vollzieht sich in Zellen, sechseckigen, säulenartigen Kästchen aus Bienenwachs, die Platten in zwei Lagen bilden – die Waben. Viele Waben wiederum bilden einen Bienenstock. In die Zellen werden auch Speisebrei für die Larven und Honig als Nahrung für das Bienenvolk gefüllt.

Der Mai ist gekommen, die Bienen schwärmen aus ...

Üblicherweise im Mai werden die Bienen besonders aktiv. Ihr Schwarmtrieb erwacht: Es werden Königinnenzellen errichtet und darin neue Königinnen gezogen. Dies geschieht durch das Füttern weiblicher Larven mit dem speziellen Futtersaft Gelée Royale. Die alte Königin schwärmt schließlich mit einem Teil der Arbeiterinnen aus und gründet einen neuen Bienenstaat.

Den Schwarmtrieb der Bienen machen sich die Imker zunutze, wenn sie ihre Völker vermehren wollen. Sie entfernen die Königin mit einem Teil ihres Hofstaats aus dem Stock, was die verlassenen Bienen dazu bringt, sich sofort eine neue Regentin heranzuziehen.

Das Bienenvolk			
Königin	Weiblich; langer, schmaler Körper mit Stachel (mehrmals einsetzbar)	Kann sich fortpflanzen; nach einer einmaligen Begattung tägliche Eiablage; keine Sammeltätigkeit, kein Wabenbau, keine Brutpflege	Lebensdauer: zwei bis fünf Jahre
Arbeiterinnen	Weiblich; kleiner als die Königin; Giftstachel	Fruchtbar; zunächst Ammenbienen (Füttern der Larven), dann Baubienen (Wachsproduktion, Pflege und Bauen von Waben), schließlich Trachtbienen (Sammeln von Blütennektar und Pollen) bzw. Stockbienen (Honigproduktion)	Lebensdauer: ein bis sechs Monate
Drohnen	Männlich; größer als die Königin; gedrungener Körper; stachellos	Keine Sammeltätigkeit; einzige Aufgabe: Begatten der Königin	Lebensdauer: wenige Monate

Honig – Nahrungs- und Heilmittel

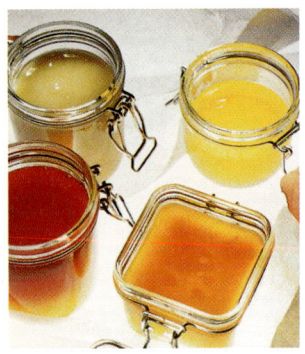

Honig hat viele verschiedene Farben. Generell sind die helleren Sorten mild, die dunkleren kräftig im Geschmack.

Die klebrig-süße, meist gelbliche Substanz Honig gehört zu den ältesten Nahrungsmitteln der Menschheit. Größere Bedeutung hat er aber eigentlich als Heilmittel erlangt.

Diese Erkenntnis ist nicht neu, war aber für lange Jahre in Vergessenheit geraten. Nachweislich setzten schon die Mediziner des Altertums Honig als Waffe gegen eine Vielzahl von Krankheiten ein. Rund 2 000 v. Chr. beispielsweise wurde in Theben eine Mischung aus Johanniskraut und Honig als Therapie zur Harnförderung verwendet. Das geht aus einem Papyrusfund mit entsprechenden Aufzeichnungen hervor.

So entsteht Honig

Laut deutscher Lebensmittelverordnung darf nur der »süße Stoff, den Bienen erzeugen, indem sie Blütennektar oder andere süße Sekrete von Pflanzenteilen oder dort lebenden Insekten aufnehmen, in ihrem Körper bereichern und verändern, in Waben speichern und dort reifen lassen« Honig genannt werden. Sind ihm Zusatzstoffe beigemischt, ist es nach dem Gesetz kein Honig mehr.

Bienen stellen Honig für ihre Ernährung her; er liefert die wichtigen Kohlenhydrate. Grundlage für seine Produktion ist Nektar, der zuckerreiche Blütensaft. Er ist ein Lockstoff der Pflanzen für Insekten, die beim Nektarsaugen männlichen Blütenstaub aufnehmen, ihn zur nächsten Pflanze tragen und dort die weiblichen Blütennarben damit bestäuben. Ohne die Hilfe von Bienen könnten sich viele Pflanzen also nicht vermehren.

Außer Nektar wird noch der so genannte Honigtau gesammelt. Dabei handelt es sich um zuckerhaltige Ausscheidungen von Insekten, z. B. Läusen, die auf Baumblättern oder -nadeln leben und sich von deren Säften ernähren.

Die Trachtbienen – Arbeiterinnen, die für das Sammeln zuständig sind – saugen mit ihrem Rüssel Nektar oder Honigtau und transportieren ihn in der Honigblase zum Bienenstock. Dort würgen sie die Säfte hervor und übergeben sie den Stockbienen. Diese speicheln das

Sammelgut ein. Dabei wird es mit Enzymen versetzt, die seinen Rohrzucker in Trauben- und Fruchtzucker umwandeln. Der Rohhonig wird jetzt in Waben gefüllt und durch Wasserverdunstung eingedickt. Nach einigen Tagen ist der Honig reif. Dann verschließen die Bienen die Waben mit einem Wachsdeckel für die Vorratshaltung. Das Wachs stellen Bienen übrigens in speziellen Drüsen an ihrer Bauchseite her und scheiden es als Plättchen aus.

Normalerweise gewinnt der Imker den Honig, indem er dem Bienenstock die gefüllten Waben in Holzrahmen entnimmt und in einer Zentrifuge ausschleudert.

Große Sortenvielfalt

Bei der Entstehung von Honig spielen besammelte Pflanzenarten, Bodenbeschaffenheit, sammelnde Bienenart, Klima und Wetter natürlich eine große Rolle. Aber auch Verarbeitung und Aufbewahrung wirken sich auf seine Bestandteile aus. Generell werden Honige nach ihrer Pflanzenherkunft unterschieden. Solche mit einer bestimmten Pflanzenbezeichnung müssen mindestens zur Hälfte von dieser Pflanzenart stammen (z.B. Heidehonig). Blütenhonige stammen überwiegend aus dem Nektar verschiedener blühender Pflanzen. Bestehen sie hauptsächlich aus den Sekreten von Blattinsekten, heißen sie Honigtauhonig oder Waldhonig.

Ein Saft voller Kraft

Ganz allgemein ist Honig ein an Zucker reiches Nahrungsmittel, das keine Vorverdauung im menschlichen Organismus benötigt. Seine Süßkraft ist sehr hoch. 100 Gramm Honig haben einen Brennwert von rund 300 Kilokalorien, das ist zweimal mehr als dieselbe Menge Fleisch. Er ist ein vollkommen natürliches Produkt, von dem keinerlei Nebenwirkungen bekannt sind. Mit Ausnahme von einigen seltenen Honigarten zeichnet er sich durch einen überaus angenehmen Geschmack aus. Er hat einen hohen Nährwert und besitzt darüber hinaus etliche heilende Eigenschaften.

Der Großteil des Honigs wird im Juni und Juli gesammelt, Frühhonig bis Ende Mai, Späthonig im August und September. Da man den eifrigen Bienen nicht vorschreiben kann, von welchen Pflanzen sie Nektar und Honigtau sammeln sollen, gibt es keine hundertprozentigen Sortenhonige.

Die Inhaltsstoffe des Honigs

Eine Honiganalyse macht klar, warum er früher mit Erfolg als Heilmittel bei zahlreichen Krankheiten eingesetzt wurde und auch heute wieder eingesetzt wird. Honig führt dem Körper lebensnotwendige Stoffe zu, die ihm häufig fehlen. Dabei muss man berücksichtigen, dass die unterschiedlichen Honigarten sehr verschieden zusammengesetzt sind und deshalb auch stark voneinander abweichende Wirkungen zeigen können.

Das Original ist immer noch unübertroffen: Trotz vieler Versuche ist es noch nie gelungen, Bienenhonig in seiner komplizierten Zusammensetzung künstlich nachzuahmen.

Zucker und Wasser

Den Hauptbestandteil des Honigs machen Kohlenhydrate aus, also solche Zucker, die unseren Organismus schnell mit Energie versorgen. Sie liegen bei 75 bis 79 Prozent. Zu den wichtigsten zählen der Fruchtzucker (Fruktose) und der Traubenzucker (Glukose oder Dextrose). Außerdem lassen sich im Honig geringe Mengen Malzzucker (Maltose), Rohrzucker (Saccharose) und andere Zuckerarten nachweisen. Zwischen 16 und 20 Prozent liegt der Anteil des Wassers. Sein Prozentsatz ist deshalb von Bedeutung, weil er die Qualität des Honigs bestimmt. Er darf 21 Prozent nicht überschreiten. Ausnahmen sind der Heide- und der Kleehonig.

Eiweiße

Weitere wichtige Honiginhaltsstoffe sind die Proteide. So nennt man mit Stickstoff verbundene Substanzen, die mit einem Anteil von weniger als einem Prozent zwar eine untergeordnete Rolle spielen, was die Wirkung des Honigs als Heilmittel angeht, aber dennoch große Bedeutung haben. Zu ihnen gehören nämlich die Aminosäuren, die ernährungsphysiologisch sehr wichtig sind: Daraus bildet der menschliche Organismus Eiweißstoffe. Von den etwa zwölf nachgewiesenen Aminosäuren im Honig sind die wirksamsten Zystein, Histidin, Phenylalanin, Arginin, Lysin und Glutaminsäure.

Säuren

Chemisch gesehen reagieren alle Honige sauer. Nachgewiesen wurden Essigsäure, Buttersäure, Salzsäure, Zitronensäure, Ameisensäure, Glukonsäure, Phosphorsäure, Milchsäure und Succinsäure (Bernsteinsäure). Sie bestimmen Geschmack und Geruch des Honigs mit.

Mineralstoffe, Spurenelemente und Vitamine

Die lebenswichtigen Mineralien und Spurenelemente haben einen Anteil von 0,2 Prozent im Honig. Die bedeutendsten sind Kalzium, Chlor, Kupfer, Eisen, Magnesium, Mangan, Phosphat, Kalium, Silizium, Natrium und Schwefel.

Honig ist reich an Vitaminen, vor allem an Vitaminen der B-Gruppe. In allen Sorten wurden folgende nachgewiesen: Vitamin B1 oder Thiamin, Vitamin B2 oder Riboflavin, Biotin oder Vitamin H und die Folsäure. Außerdem sind enthalten: Pantothensäure, Niazin oder Nikotinsäureamid und Vitamin C oder Askorbinsäure.

Außer den wichtigen Enzymen, darunter Saccharase und Amylase, enthält der Honig noch aromatische Stoffe, die ihm seinen spezifischen Geschmack verleihen, einen Gallenwirkstoff, einen Östrogenstoff und mehrere antibiotische, also Keim hemmende Stoffe, die unter der Bezeichnung Inhibine zusammengefasst sind.

Frischer Honig ist dünn- bis zähflüssig. Nach einiger Zeit beginnt er auszukristallisieren. Das ist ein natürlicher Vorgang, ausgelöst durch die im Honig enthaltenen Enzyme. Die Konsistenz des Honigs sagt nichts über seine Qualität aus, solange sie gleichmäßig ist.

Vom Umgang mit dem süßen Elixier

Viele Inhaltsstoffe von Honig sind wärme- und lichtunbeständig. Honig darf also, soll seine antibiotische Wirkung nicht verloren gehen, niemals über 38 °C erhitzt werden. Der berühmte Löffel Honig in heißer Milch wird also zur vergeblichen Liebesmüh bei Heilungsversuchen, wenn er stärker erhitzt wird.

Natürlich spielt auch die Aufbewahrung des Honigs für seine Qualität eine wichtige Rolle. Er muss zum Schutz vor Luft und Feuchtigkeit dicht verschlossen sein, damit es nicht zur Gärung kommt. Ebenso muss er vor Licht geschützt werden, um seine antibakteriellen Eigenschaften zu erhalten. Auch starke Temperaturschwankungen wirken sich negativ auf seine Wirksamkeit aus.

Gegenanzeigen bei Honig sind nicht bekannt. Einzige Ausnahme: Wegen des hohen Zuckergehalts ist er für Diabetiker in aller Regel leider tabu. Auch gibt es manche Menschen, die auf Honigverzehr allergisch reagieren. Ansonsten darf behauptet werden, dass Honig nicht nur ein köstliches Nahrungsmittel ist, sondern auch ein natürliches Heilmittel mit hohem therapeutischem Wert.

Kennzeichen von hochwertigem Honig:
► **Riecht angenehm und aromatisch**
► **Zähflüssig bzw. fest und gut streichfähig**
► **Homogenes Aussehen in kandiertem Zustand**
► **Hat eine trockene Oberfläche**

Aromel – Honig mit Heilkräutern

Die Ursprünge von Honigsorten, die bestimmte Heilkräuter enthalten, liegen im Koran begründet. Muslime dürfen nämlich bei der Behandlung von Krankheiten nur naturreine Stoffe verwenden.

Schon in sehr früher Zeit kamen sie deshalb auf die Idee, an Bienenvölker Honig mit bestimmten Pflanzenessenzen zu verfüttern. Folglich produzierten die Bienen dann eben diesen bestimmten Kräuterhonig wieder naturrein und in hoher Konzentration. Schon vor etlichen 1 000 Jahren war also bereits das bekannt, was der Imker heute allgemein unter »Bienenführung« zu bestimmten, ausgesuchten Pflanzen versteht.

Um das Verfahren in unserer Zeit für die Gesundheit des Menschen zu nutzen, musste es standardisiert werden. Nach entsprechenden Versuchen fand man auf Hispaniola, der zweitgrößten Insel der Westindies, heraus, wie und mit welchen technischen Hilfsmitteln man genau einen Pflanzenextraktgehalt von jeweils 500 Milligramm in 125 Gramm Honigmasse durch Bienenfütterung erzeugen konnte.

Kennzeichen von minderwertigem Honig:
► **Hat Fremdgeruch oder -geschmack**
► **Dünnflüssig bzw. ungleichmäßig kristallisiert**
► **Hat in kandiertem Zustand eine feuchte Oberfläche**
► **Enthält viele Verunreinigungen**

Dieser neue Standard wurde Aromel genannt. Der Name musste allein schon deshalb geprägt und geschützt werden, weil Honig mit Inhaltsstoffen laut Gesetz nicht mehr so bezeichnet werden darf. Aromel – und damit die Aromatherapie in Honig –, die es weltweit bislang nur auf Hispaniola gibt, ist einzigartig. Im Lauf der Zeit konnte eine Reihe verschiedener diätetischer Nahrungsmittel entwickelt

Wichtige Heilwirkungen von Honig

▶ Honig führt durch seine leicht resorbierbaren Zucker schnell neue Energie zu und wirkt allgemein kräftigend

▶ Honig stärkt die Nerven

▶ Honig wirkt antibakteriell und entzündungshemmend

▶ Honig trägt zur Entgiftung des Organismus bei

▶ Honig stärkt das Immunsystem

▶ Honig kräftigt das Herz

▶ Honig fördert die Verdauung

▶ Honig beschleunigt die Wundheilung

Bienen reagieren sehr empfindlich auf Umweltgifte wie Pestizide oder Schwermetalle. Damit sind ein vermehrtes Bienensterben und schadstoffbelasteter Honig deutliche Indikatoren für die gesamte Umweltverschmutzung. Generell sind die Rückstände im Honig aber nach wie vor gering.

werden, die erfolgreich zur unterstützenden Behandlung vieler Leiden eingesetzt wird. Insgesamt gibt es acht Monoaromelsorten, d. h. Honige mit jeweils einer Aromaessenz, sowie eine, die mehrere Aromaessenzen in sich vereint.

Die verschiedenen Aromelsorten

Aromel Cypresse

Standardisierter Inhalt: 125 Gramm naturreiner Honig, 500 Milligramm naturreine Zypressenessenz

Anwendungsgebiete: Der Zypressenessenz wird insbesondere bei grippalen Infekten, zur Nervenberuhigung, bei Menstruationsbeschwerden, zu niedrigem Blutdruck und bei rheumatischen Erkrankungen therapeutische Wirkung zuerkannt. Immer mehr Wissenschaftler bewerten sie auch als Krebs hemmend.

Aromel Eucalyptus

Standardisierter Inhalt: 125 Gramm naturreiner Honig, 500 Milligramm naturreine Eukalyptusessenz

Anwendungsgebiete: Der Eukalyptusessenz wird eine antiseptische Wirkung, eine starke Regenerationskraft sowie eine mildernde Wirkung bei Asthma und Bronchitis zugesprochen. In arabischen Ländern wird sie zur Senkung des Blutzuckerspiegels, bei Scharlach, Masern und Infektionen durch Kolibakterien eingesetzt.

Aromel Lavendel

Standardisierter Inhalt: 125 Gramm naturreiner Honig, 500 Milligramm naturreine Lavendelessenz

Anwendungsgebiete: Lavendelessenz benutzt man u. a. zur Linderung nervöser Herzbeschwerden und zur Bewältigung von Stresssituationen. Sie hat einen günstigen Einfluss auf den Verlauf von Infektionskrankheiten und wirkt bei unzureichender Verdauung.

Lavendelnektar verleiht dem Honig einen intensiv würzigen bis leicht bitteren Geschmack, an den man sich zunächst gewöhnen muss. In größerem Umfang wird er in Südfrankreich produziert, wo sich weite Lavendelfelder befinden.

Aromel Majoran

Standardisierter Inhalt: 125 Gramm naturreiner Honig, 500 Milligramm naturreine Majoranessenz

Anwendungsgebiete: Majoranessenz bringt Linderung bei starker Migräne und Schlaflosigkeit. Sie wirkt blutgefäßerweiternd und außerdem schleimlösend.

Aromel Pinie

Standardisierter Inhalt: 125 Gramm naturreiner Honig, 500 Milligramm naturreine Pinienessenz

Anwendungsgebiete: Pinienessenz besitzt lindernde Wirkung bei Gelenkerkrankungen aller Art, insbesondere bei Bandscheibenbeschwerden. Sie steigert die Durchblutung der peripheren Gefäße.

Aromel Rosmarin

Standardisierter Inhalt: 125 g naturreiner Honig, 500 mg naturreine Rosmarinessenz

Anwendungsgebiete: Rosmarinessenz wirkt stark durchblutungsfördernd und anregend und hilft, Schwächezuständen vorzubeugen.

Aromel Salbei

Standardisierter Inhalt: 125 Gramm naturreiner Honig, 500 Milligramm naturreine Salbeiessenz

Anwendungsgebiete: Salbeiessenz ist in arabischen Ländern ein »Geheimmittel« gegen Haarausfall. Außerdem kann man sie auch als natürliches Deodorant benutzen, da sie ausgesprochen Schweiß hemmend und gegen Körpergerüche jeder Art wirkt.

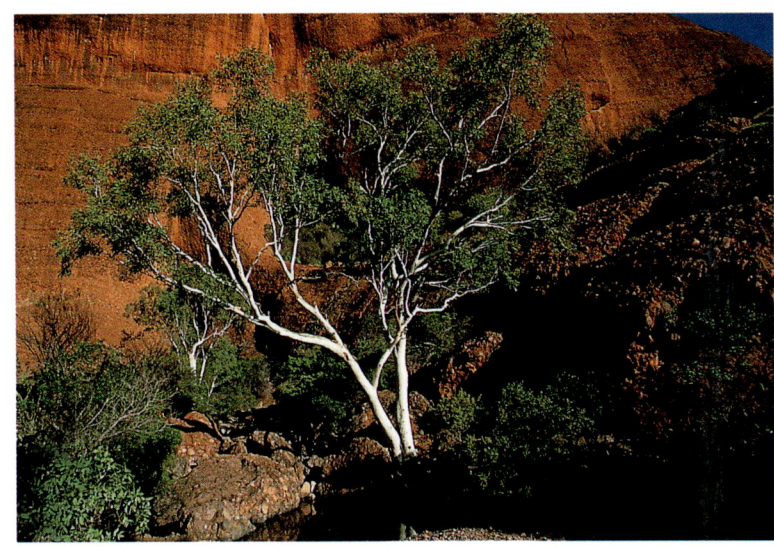

Der Eukalyptusbaum ist eines der Wahrzeichen Australiens. Er enthält stark riechende ätherische Öle, die als Heilmittel besonders bei Atemwegserkrankungen eingesetzt werden.

Aromel Thymian

Standardisierter Inhalt: 125 Gramm naturreiner Honig, 500 Milligramm naturreine Thymianessenz

Anwendungsgebiete: Der Thymianessenz wird eine besonders wohl tuende Wirkung bei geistiger und körperlicher Schwäche zugeschrieben. Außerdem wirkt sie gegen Anämie, Fieber sowie Erkrankungen der Atemwege wie Husten.

Aromel Komplex »R« (besonders empfohlen bei rheumatischen Erkrankungen)

Standardisierter Inhalt: 125 Gramm naturreiner Honig, 500 Milligramm naturreine Essenzen von Eukalyptus, Sassafras, Terpentin, Cajeput, Origanum, Rosmarin, Wacholder und Zitrone zu gleichen Teilen

Anwendungsgebiet: Die in dieser besonderen Aromelsorte enthaltenen Essenzen bieten in Verbindung mit dem Honig eine große Hilfe bei allen Arten von Gelenkproblemen, bedingt durch rheumatische Erkrankungen. Seine Anwendung auf diesem Gebiet und eine spezielle Kur wird im Kapitel »Heilen mit der Bienenapotheke von A bis Z« (Seite 89ff.) noch ausführlich beschrieben.

Eine besondere Delikatesse ist Orangenhonig, der bei uns aus Afrika und Spanien eingeführt wird und in Reformhäusern erhältlich ist. Er soll bei Nervosität und Einschlafstörungen leicht beruhigend wirken.

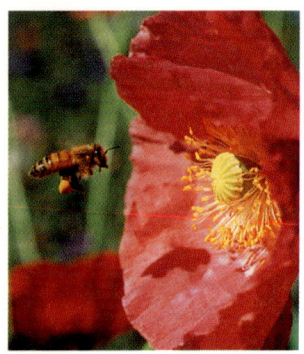

Bienenbeine sind mit Bürste, Kamm und Pollenschieber ausgerüstet, um den gehaltvollen Blütenstaub transportieren zu können.

Pollen – geballte Energie

Unter Pollen versteht man Blütenstaub, also die männlichen Sporen von Samenpflanzen, die zur Bestäubung der weiblichen Pflanzenteile dienen. Eigentlich ist Pollen kein Produkt, sondern ein Sammelgut der Bienen: Sie benötigen ihn für ihre Brutaufzucht – Pollen ist die wichtigste Nährstoffquelle für Bienenlarven – und für ihre eigene Ernährung als Eiweiß- und Fettlieferanten.

In Höschen zum Bienenstock

Um sich die Höschen mit Pollen zu füllen, muss eine Biene etwa eine Stunde lang sammeln. Die 20 Milligramm, die sie dabei transportieren kann, summieren sich bis zu 50 Kilogramm, die ein Volk pro Jahr in den Stock bringt.

Beim Sammeln streift die Biene die pflanzlichen Staubgefäße, der feinpudrige Pollen bleibt an ihr haften. Sie kämmt ihn aus und vermengt ihn mit Nektar zu festen Kügelchen, damit er transportfähig wird. In Borsten an den Hinterbeinen, den so genannten Pollenhöschen, bringt sie ihn schließlich zum Bienenstock. Dort wird er in Waben eingelagert und mit Honig vermengt.
Die Biene sucht, solange es ihr möglich ist, immer dieselbe Pflanzenart zum Pollensammeln auf, was der Imker »Blütenstetigkeit« nennt. Auf diese Weise hat es die Natur klug eingerichtet, dass die angeflogenen Blüten auch mit Pollen derselben Art bestäubt werden, da sie sich nicht beliebig mit anderen Pflanzen kreuzen können.

Der Trick mit der Falle

Imker gewinnen Pollen durch das Aufstellen von Pollenfallen: Das sind spezielle Gitter am Einflugloch zum Bienenstock, die einen Teil der Pollenhöschen von den Bienenbeinen abstreifen. Die feuchten Kügelchen werden haltbar gemacht, indem man sie in dünnen Schichten ausbreitet und mit warmer Luft trocknet.

Was alles in Pollen steckt

Pollen ist sehr wertvoll für die Gesundheit des Menschen, weil er hochwertige Eiweißstoffe, Vitamine, Mineralstoffe und Spurenelemente enthält. Sein Eiweißgehalt ist dabei höher als der von Honig. Interessant wird Pollen auch durch seine mehrfach ungesättigten Fettsäuren, die an lebenswichtigen Körperfunktionen beteiligt sind und Herz-Kreislauf-Erkrankungen vorbeugen. Die drei wichtigsten sind Arachidon-, Linol- und Linolensäure.

Wertvolle Eiweißbausteine

Die Eiweiße in Pollen sind deshalb so bedeutsam, da sie zum Großteil aus essenziellen Aminosäuren bestehen, also solchen, die unser Körper nicht selbst herstellen kann, die aber für seine Funktionen unentbehrlich sind. Der Anteil von Aminosäuren im Pollen liegt bei 15 bis 30 Prozent – damit ist er so hoch, dass ein Erwachsener mit nur etwa 20 Gramm Pollen seinen Tagesbedarf decken kann. Die wichtigsten sind Arginin, L-Glutamin, Histidin, Isoleuzin, Leuzin, Lysin, Methionin, Phenylalanin, Threonin, Tryptophan, Valin und Zystein, deren physiologische Bedeutung hier erläutert wird.

Die Kraftnahrung Pollen ist für die Bienen unentbehrlich. Deshalb darf der Imker ihnen nur einen sehr kleinen Teil der Ernte, nicht mehr als zehn Prozent, wegnehmen.

Arginin

Diese Aminosäure wirkt besonders in der Leber. Deshalb ist sie für an Leberinsuffizienz erkrankte Menschen sehr wichtig. Aber auch die männliche Potenz soll Arginin steigern können.

L-Glutamin

Es hat eine regenerierende Wirkung auf das menschliche Gehirn. Nicht nur alternden Menschen kann das L-Glutamin im Pollen deshalb eine wertvolle Hilfe sein, auch für Heranwachsende ist es eine geeignete Gehirnnahrung. Lernschwierigkeiten, die gerade bei Schulkindern häufig auftreten, brauchen nicht selten einen Anstoß von außen, um beseitigt werden zu können.

Histidin

Es regeneriert die roten Blutkörperchen und fördert deren Produktion. Sie werden im Knochenmark gebildet und haben vor allem die Aufgabe, den Körper mit Sauerstoff zu versorgen, d. h. ihn über das Blut in die Zellen des gesamten Organismus zu transportieren. Ein Mangel an Histidin kann also ernste bzw. lebensgefährdende Konsequenzen haben.

Lysin

Diese Aminosäure dient der Heilung von verletztem Gewebe, weil sie eine ausschlaggebende Rolle beim Zellwachstum spielt. Wunden, die nur schwer verheilen oder erneut aufbrechen, können durch diesen Wirkstoff in ihrem Heilungsprozess günstig beeinflusst werden. Erwiesen ist außerdem, dass Lysin die Haut geschmeidig und gesund erhält. Deshalb hat es auch in der Kosmetikherstellung einen festen Platz gefunden, wo es als wirkungsvolles Schönheitsmittel hautpflegenden Cremes und Lotionen zugesetzt wird.

Nur 100 Gramm Pollen enthalten so viel Eiweiß wie ein Pfund Rindfleisch, aber in einer vom Körper sehr leicht zu verwertenden Form. Daher ist Pollen auch ein hervorragender Eiweißlieferant für Vegetarier.

Methionin

Methionin ist für den einwandfrei funktionierenden Proteinstoffwechsel des Organismus zuständig. Es beugt Vergiftungen im Körper vor und ist beispielsweise bei großem Alkoholkonsum von Bedeutung. Diese Aminosäure schützt nämlich vor allem die hochempfindlichen Leberzellen.

Phenylalanin und Threonin

Diese beiden Aminosäuren sind sozusagen Altersgaranten. Sie sind für die Lebenserhaltung unerlässlich und damit vor allem für den alternden Menschen bei nachlassenden oder rasch ermüdenden körperlichen und geistigen Kräften wichtige Wirkstoffe.

Tryptophan

Diese Substanz ist für die Lebenserhaltung notwendig und fördert insbesondere die geistige Regsamkeit beim Menschen etwa ab der Lebensmitte.

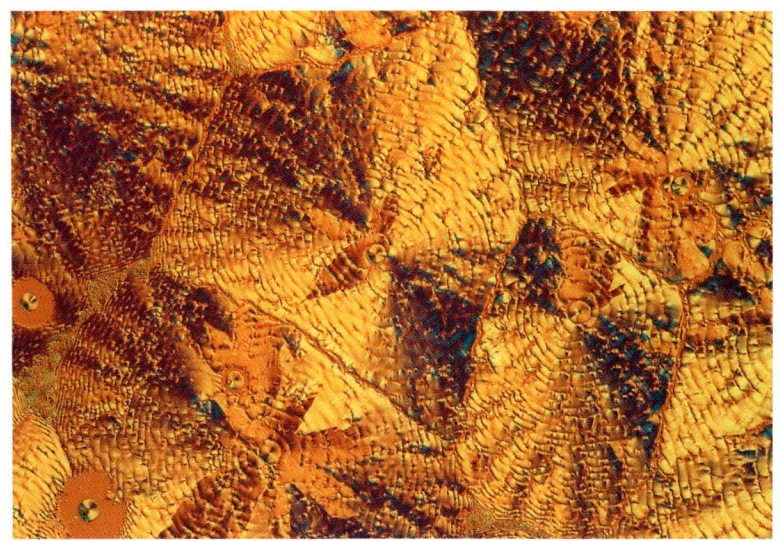

Glutamin unter dem Mikroskop. Diese nichtessenzielle Aminosäure ist wichtig für Stoffwechselfunktionen und Gedächtnisleistung.

Zystein

Zystein ist ein wesentlicher Bestandteil des Keratins. Daraus werden Fuß- und Fingernägel und auch die Haare gebildet. Das ist mit ein Grund, warum eine Pollenkur Haarausfall beenden kann. In manchen Fällen lässt sich sogar der Haarwuchs reaktivieren, allerdings nur da, wo noch Haarwurzeln vorhanden sind. Darüber hinaus hat Zystein eine stark entgiftende und antisklerotische Wirkung.

Vitamine satt

Honig enthält hauptsächlich Vitamine der B-Gruppe. Im Pollen dagegen ist nahezu das gesamte Vitaminspektrum enthalten. Das gemeinsame Auftreten dieser Vitamine summiert sich zu einer verstärkten Wirkkraft.

Vitamin B1

Dieses Vitamin wird auch Thiamin genannt und schützt ganz allgemein das zentrale Nervensystem, wirkt schmerzstillend, kräftigend und reguliert den Zuckerhaushalt. Außerdem bekämpft Vitamin B1

Dank ihrem Energiespender Pollen kann eine Biene von ihrer normalen Fluggeschwindigkeit von etwa 24 Kilometern pro Stunde im Bedarfsfall kurzfristig bis auf 50 Kilometer pro Stunde beschleunigen.

Das Vitamin B6 spielt eine zentrale Rolle für den Eiweißstoffwechsel und ist außer in Pollen auch reichlich in Vollkornbrot und Seefisch enthalten.

körperliche und geistige Erschöpfungserscheinungen. Schwerer Mangel kann sich in neurologischen Symptomen bis hin zur Krankheit Beriberi ausdrücken; leichtere Symptome sind Müdigkeit, Verdauungsstörungen und Appetitlosigkeit.

Vitamin B2

Das auch als Riboflavin bezeichnete Vitamin beeinflusst das Wachstum. Anwendung findet es bei Unreinheiten der Haut, Störungen an Augenlidern, Lippen und Ohren und bei ausgeprägten Hauterkrankungen. Inzwischen wird Vitamin B2 sogar in der Behandlung von Alterskrankheiten eingesetzt. Seine erste heilsame Wirkung zeigte es bei Zittern und Schwindelanfällen.

Vitamin B6

Vitamin B6 oder Pyridoxin hat eine ähnliche Funktion wie das Vitamin B2. Es fördert ebenfalls das Wachstum. Bei der Bekämpfung der Anämie, der Blutarmut, bei Herzgefäßerkrankungen, bei Entzündungen der Herzkranzgefäße und beim Aortenatherom (Verstopfung der Aorta) hat sich die Anwendung von Vitamin B6 als sehr hilfreich erwiesen.

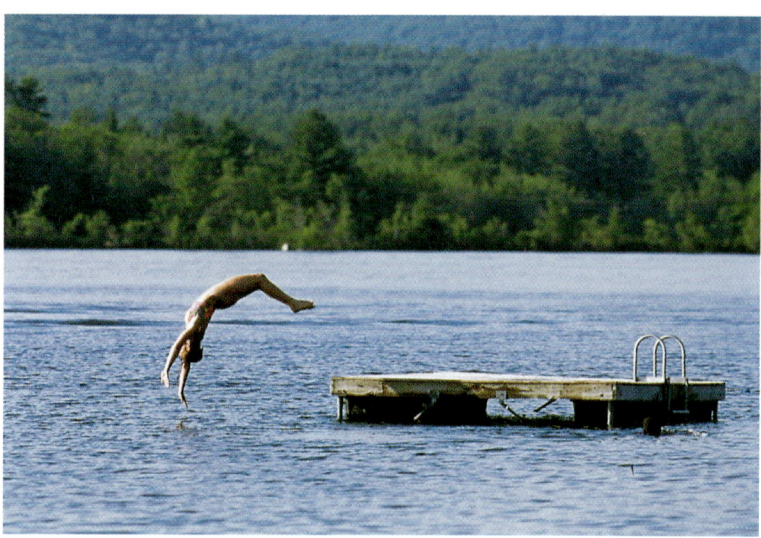

Eine ausgewogene Zufuhr an Vitaminen ist für unsere Lebensfunktionen unerlässlich. Besonders die Vitamine der B-Gruppe sorgen für Spannkraft und Energie.

Pantothensäure

Sie ist unentbehrlich für den Energiestoffwechsel im menschlichen Körper. Die Behandlung von Diabetes mellitus (Zuckerkrankheit) und der meist durch großen Alkoholkonsum verursachten Leberzirrhose (Leberschrumpfung) mit diesem Vitamin hat recht gute Erfolge. Mangel an Pantothensäure im menschlichen Körper zeigt sich an Schäden der Haut, der Nägel, der Schleimhäute und der Atemwege. Auch brennende Füße sind häufig ein Zeichen dafür.

Folsäure

Folsäure fördert – ähnlich wie die Aminosäure Histidin – die lebensnotwendige Bildung der roten Blutkörperchen und die Zellteilung. Sie wird hauptsächlich in der Leber gespeichert. Bei Schwangeren kann ein Mangel zu Gesundheitsschäden beim Kind führen.

Die konzentrierte Vitaminzufuhr durch Pollen ist besonders zu empfehlen nach Krankheiten oder bei Erschöpfungszuständen, womit sich Mangelerscheinungen häufig bemerkbar machen.

Vitamin C

Dieses Vitamin ist auch unter der Bezeichnung Askorbinsäure bekannt. Es gilt als das »Kraftvitamin« für den menschlichen Organismus schlechthin und bekämpft Erschöpfungszustände. Außerdem erhöht es die körperliche und geistige Widerstandskraft, besonders auch nach schwerer Krankheit.

Vitamin D

Es gilt als besonders geeignetes Vorbeugemittel gegen Rachitis, einer typischen Vitaminmangelkrankheit, die aber auch durch zu wenig Sonnenlicht ausgelöst werden kann. Außerdem wirkt Vitamin D regulierend auf den menschlichen Stoffwechsel und hilft auch bei Kalkmangel.

Vitamin E

Vitamin E fördert die Zellatmung und gewinnt deshalb immer größere Bedeutung bei der Bekämpfung von Alterserscheinungen. Es schützt die Blutgefäße und kräftigt das Herz. Aber auch beim Behandeln von Verbrennungen und Hauterkrankungen hat es sich sehr bewährt.

Pollen ist für die menschliche Gesundheit am wertvollsten, wenn er aus einer natur-belassenen Gegend mit möglichst großem Pflanzen-reichtum stammt.

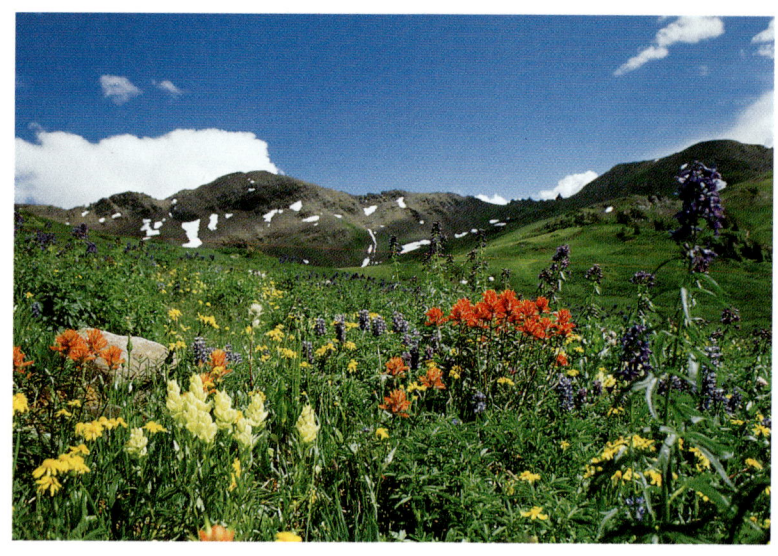

Provitamin A

Es wird auch Beta-Karotin genannt und ist eine Vorstufe von Vitamin A. Das Provitamin gilt als Wachstumsvitamin, das für die Hautzellen und deren Regenerierung von besonderer Bedeutung ist.

Weitere Inhaltsstoffe von Pollen

Antibiotische Wirkstoffe in Pollen können Gifte und Abfallstoffe im Körper neutralisieren und so bei einer Entschlackungskur unterstützend wirken.

An der naturwissenschaftlichen Fakultät der Universität Moskau hat man den Pollen der Bienen in aufwendigen Untersuchungen analysiert und ist dabei auf das Glykosid Rutin gestoßen. Es gehört zur Gruppe der Bioflavonoide, deren Grundsubstanz natürlich vorkommende Pflanzenfarbstoffe sind. Inzwischen ist klinisch nachgewiesen, dass Rutin die Kapillargefäße festigt und damit ein unentbehrlicher Helfer im menschlichen Körper u. a. zur Verhinderung von Gehirnblutungen ist. Die Folgen einer Gehirnblutung sind – wenn sie nicht sofort zum Tod führt – z. B. Gehirnschlag oder Lähmungen. Das bedeutet natürlich nicht, dass Menschen, die aufgrund eines ungesunden Lebenswandels besonders gefährdet sind, durch die Einnahme von Rutin alle Risiken beseitigen können. Nikotin beispielsweise macht die natürliche Heilkraft der Pollenbestandteile größtenteils zunichte. Das gilt aber nicht nur für Nikotin, sondern auch für alle anderen Genussgifte.

Pollen enthält noch andere lebenswichtige Wirkstoffe, nämlich Mineralstoffe und Spurenelemente wie Kalzium, Chlor, Eisen, Kalium, Magnesium, Mangan, Phosphat, Schwefel und Silizium, außerdem Enzyme, hormonartige und antibiotische Substanzen.

Enorme Qualitätsunterschiede

An der Farbe der Pollenfracht einer Biene kann man erkennen, welche Pflanze sie besucht hat: Hellgelber Pollen stammt z. B. vom Raps, rot-orangefarbener von Ginsterblüten.

Der therapeutische Wert von Pollen hängt natürlich sehr stark ab vom ökologischen Zustand des Sammelgebiets der Bienen und auch von der besammelten Pflanzenart. Pollen zeigt nämlich große Unterschiede in seinen Formen und Zusammensetzungen. Gute Qualität liefern z. B. Obstbäume, Gewürzpflanzen, Kastanien, Weiß- und Rotklee. Mittlere Qualität stammt u. a. von Ahorn, Buche, Pappel, Erle und Löwenzahn. Am schlechtesten ist Pollen von Nadelbäumen.

Ein weiterer Faktor für den Wert von Pollen für die menschliche Gesundheit ist seine Vielfalt. Wirksamer Pollen muss von möglichst vielen Heilkräutern eingetragen werden. Monopollen ist vergleichsweise geradezu minderwertig: Er stammt häufig nicht nur aus reinen Monokulturen, sondern auch aus Plantagen, in denen Pestizide stark zum Einsatz kommen.

Pollen und Allergien

Verständlich werden durch solche Missstände die Einwände vieler Allergieforscher, die behaupten, Pollen oder das Kittharz Propolis würden bei Allergien wie beispielsweise Heuschnupfen nicht helfen. Schadstoffbelasteter Pollen aus Monokulturen hilft auch sicher nicht. Nur der Multipollen, also die Ernte, die aus dem gesamten Blütenreichtum einer Saison stammt, kann gegen Pollenallergien wirken. Denn nur dann kann man erwarten, dass diejenige Pollenart in

Pollen muss körnig und trocken sein, wenn Sie ihn kaufen; wenn er klumpt, ist er feucht geworden und damit nicht mehr zum Verzehr geeignet. In Reinform schmeckt Pollen nicht jedem. Streuen Sie ihn einfach über Ihr Frühstücksmüsli, oder nehmen Sie ihn in naturreinem Fruchtsaft ein.

ihm enthalten ist, die der Betroffene zur Desensibilisierung gerade braucht. Allergiebehandlungen mit hochwertigem Multipollen sind in mehr als 86 Prozent aller Fälle erfolgreich, wenn gleichzeitig auch Propolis eingenommen wird.

Einnahme und Aufbewahrung

Wie bei allen Bienenprodukten wird die optimale Wirkung des Pollens in Verbindung mit anderen Naturstoffen erreicht. Vermischt man Pollen beispielsweise mit Kürbiskernen, so kann man ein Granulat herstellen, das ausgezeichnet gegen Prostataprobleme, Impotenz und Stoffwechselstörungen jeglicher Art wirkt. Dieses diätetische Nahrungsmittel eignet sich generell sehr gut zur Dauereinnahme und stellt vor allem auch die körpereigenen Abwehrkräfte des Menschen wieder her.

Gut in Milch

Empfohlen wird auch die Einnahme von Pollen in Kombination mit gesäuerten Lebensmitteln, wie Dickmilch, Joghurt, dunklem Sauerteigbrot oder Sauerkraut. Die Fäulnis hemmende Wirkung von Milchsäure wird ergänzt und das Verdauungssystem in Schwung gebracht. Der Pollen wird dazu unter Joghurt gerührt oder als Zutat zu Milchmixgetränken benutzt. Sie können ihn auch mit Honig oder Marmelade vermischen und als Brotaufstrich essen.

Wichtige Heilwirkungen von Pollen

▶ Pollen versorgt den Organismus mit allen wichtigen Vitalstoffen und beugt Mangelerscheinungen vor

▶ Pollen stärkt die Nerven

▶ Pollen pflegt die Haut von innen

▶ Pollen steigert die körperliche und geistige Leistungskraft

▶ Pollen fördert die Durchblutung

▶ Pollen pflegt den Darm und regt die Verdauung an

Harte Samen werden aufgeschlossen

Eine andere Einnahmeform für Pollen ist Seedovin. Darunter versteht man Wein, in dem Pollen aufgelöst wurde. Dieses Produkt gab es schon bei den Inka. Es basiert auf der Feststellung, dass Bienenpollen vom menschlichen Magen nur sehr schwer aufgeschlossen und genutzt werden kann. Deshalb brauten die Inka zunächst einen Kaktuswein, in dem sie vier Wochen lang Pollen ansetzten. Sie erzielten damit den Effekt, dass sowohl die wasser- als auch die alkohollöslichen Teile aus dem Pollen geschwemmt wurden und dem Menschen so zur Verfügung standen.

Europäische Imker machen die Inhaltsstoffe des Pollens für den Körper verfügbar, indem sie ihn in Mühlen pulverisieren, oder er wird durch ein industrielles Spezialverfahren aufbereitet. Unbehandelten Pollen sollte man in Milch oder Fruchtsaft geben, um die harten Samenschalen aufzuweichen.

Praktisch – das Pollengranulat

Im Reformhaus und in Naturkostläden sind verschiedene genussfertige Pollenprodukte erhältlich. Als Granulat lässt sich Pollen am einfachsten einnehmen. Essen Sie ihn pur, oder lösen Sie ihn in Wasser oder Fruchtsaft auf. Granulierten Pollen sollten Sie in gut schließenden Schraubgläsern aufbewahren und sorgfältig vor Wärme, Feuchtigkeit und Licht schützen, damit es nicht zu Schimmelbildung und Gärung kommt. Pollen ist auch empfindlich gegen Schädlingsbefall wie Wachsmotten, Milben und Käfer. Größere Vorräte kann man auch gut bei minus 18 °C einfrieren; nach dem Auftauen sollte der Pollen aber dann rasch verbraucht werden. Außer als Granulat ist Pollen auch in Tabletten- oder Kapselform und als feines Pulver erhältlich. Er sollte niemals stark erhitzt werden.

Hat der Imker den Pollen sachgemäß getrocknet, hält er sich bei richtiger Lagerung etwa zwei Jahre. Sein Gehalt sinkt in dieser Zeit aber kontinuierlich; daher empfiehlt es sich, ihn möglichst bald zu verbrauchen.

Pollenwein selbst gemacht:
Geben Sie 500 Gramm pulverisierten Pollen (für 1 Liter Wein) in eine Schüssel und bedecken ihn knapp mit Wasser. 3 Tage ziehen lassen. Den Pollenbrei mit der 3fachen Menge Wasser auffüllen und pro 500 Milliliter 125 Gramm braunen Rohrzucker zugeben. Die Masse in eine bauchige Flasche geben und gären lassen. Den entstehenden Schaum immer wieder abschöpfen und etwas Zuckerwasser zugeben. Nach 3 Wochen den fertigen Pollenwein durchseihen.

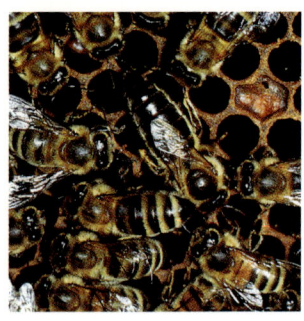

Eine Bienenkönigin ist leicht zu erkennen: Sie ist etwa doppelt so groß wie die Arbeiterinnen.

Offenbar macht die ausschließliche Ernährung mit Gelée Royale eine Bienenmade zur Königin. Diese wird nicht nur bedeutend größer als die Arbeitsbienen, sondern lebt ungefähr 60-mal länger und legt jeden Tag bis zu 2 000 Eier ab, die mehr als ihr eigenes Körpergewicht wiegen.

Gelée Royale – ein königlicher Saft

Selten sind über einen Naturstoff so viele unseriöse Behauptungen zu Papier gebracht worden wie über Gelée Royale. Produkte in alkohollöslicher Form, in Kapseln oder vermischt mit anderen Stoffen überschwemmten den Markt und versprachen Wundertaten. Der königliche Saft geriet in Verruf, weil der Verbraucher nicht mehr zwischen Märchen und Tatsachen unterscheiden konnte.

Das alles hat aber den Wert von naturreinem Gelée Royale für die menschliche Gesundheit nicht gemindert. Die rasche Entwicklung der Bienenkönigin, ihre Langlebigkeit im Vergleich zu den Arbeitsbienen und ihre große Produktion von Nachkommen sind auch auf ihre Ernährung mit dieser Substanz zurückzuführen. Das spricht für das enorme Potenzial dieses Futtersafts.

Alle in diesem Ratgeber getroffenen Aussagen zu Gelée Royale beziehen sich daher nur auf seine naturreine Grundform, nicht auf in irgendeiner Weise weiterverarbeitete Produkte.

Nahrung für die Bienenchefin

Gelée Royale wird auch Königinnen- oder Weiselfuttersaft genannt. Produziert wird er von jungen Arbeitsbienen zwischen ihrem dritten und elften Lebenstag in einer Futtersaftdrüse im Kopf.

Zunächst erhalten alle Bienenlarven drei Tage lang diese Kraftnahrung. Während Arbeiterinnen- und Drohnenlarven dann auf Honig und Pollen umgestellt werden, bekommt die Larve der Königin weiterhin Gelée Royale – es bleibt lebenslänglich ihre Nahrung.

Der Imker gewinnt den kostbaren Saft, indem er einem Bienenstock die Königin wegnimmt und vorgefertigte Königinnenzellen einsetzt. Die Bienen beginnen daraufhin mit der Aufzucht und füttern ihre

Larven mit Gelée Royale. Nach drei Tagen entfernt der Imker die Bienenlarven und erhält so aus jeder Zelle etwa 0,2 Gramm Königinnenfuttersaft.

Den Inhaltsstoffen auf der Spur

Gelée Royale ist gelblich, riecht stechend und säuerlich. In erster Linie besteht es aus Wasser, hochwertigen Aminosäuren, zahlreichen mehrfach ungesättigten Fettsäuren, schnell resorbierbaren Zuckern, Mineralstoffen und Spurenelementen, außerdem aus einem erheblichen Anteil noch unerforschter Stoffe, über die es viele Theorien gibt. Die enthaltenen Vitamine lassen sich in zwei Gruppen, in wasserlösliche und fettlösliche, aufteilen. An wasserlöslichen Vitaminen weist es Vitamin B1 oder Thiamin, Vitamin B2 oder Riboflavin, Vitamin B6 oder Pyridoxin, Pantothensäure, Niazin oder Nikotinsäureamid, Biotin oder Vitamin H, Folsäure und Vitamin C oder Askorbinsäure auf, an fettlöslichen Vitaminen finden sich die Vitamine E und A. Außerdem sind hormonähnliche und antibiotische Stoffe enthalten.

Aus dieser Zusammensetzung folgt: Etwa 300 Milligramm naturreines Gelée Royale pro Tag versorgen Sie ausreichend mit den Vitaminen A, E, C und dem Vitamin-B-Komplex. Mittlerweile ist wissenschaftlich erwiesen, dass diese Vitamine vor Umweltgiften schützen können. Gelée Royale stellt also eine ausgezeichnete Waffe der Natur gegen Umweltbelastungen dar.

Die mühsame Gewinnung von Gelée Royale macht den königlichen Saft auch königlich im Preis. In Reformhäusern erhält man ihn üblicherweise in einer Mischung von nur drei Gramm auf ein viertel Pfund Honig.

Herausforderung für die Wissenschaft

2,84 Prozent der Bestandteile von Gelée Royale sind bis zum heutigen Tag noch nicht erschöpfend erforscht. Und gerade diesen 2,84 Prozent wird die größte Wirksamkeit hinsichtlich des »Jungerhaltungseffekts« der Substanz zugesprochen. Da völlig unbekannt ist, wie sich diese Stoffe beispielsweise in Verbindung mit Alkohol verhalten, ob sie vielleicht sogar durch Alkohol zerstört werden, soll hier noch einmal betont werden, wie fragwürdig es ist, das Naturprodukt Gelée

Royale als alkoholische Lösung anzubieten oder sonstwie zu manipulieren und zu verfälschen.

Es scheint festzustehen, dass es diese unbekannten Inhaltsstoffe sind, die beim Menschen eine 24-prozentige Steigerung des Grundumsatzes bewirken. Generell sieht die Wissenschaft den Grundumsatz eines Menschen als verlässlichen Maßstab für die Intensität seiner Lebensvorgänge an. Natürliches Gelée Royale aktiviert also die Leistungskraft eines Menschen generell.

Gelée Royale enthält auch hormonähnliche Wirkstoffe, die besonders Frauen in den Wechseljahren gegen die typischen Beschwerden helfen sollen. Sie entstehen durch die verminderte Hormonproduktion im Körper.

Die große Heilkraft von Gelée Royale

Forscher wiesen nach, dass Gelée Royale eine ausgezeichnete mikrobizide und antibiotische Wirkung hat, die sich gegen eine beachtliche Anzahl von Mikroorganismen, darunter vor allem gegen den Tuberkuloseerreger, richtet. Außerdem belegten sie die bakterizide Wirkung des Futtersafts gegen den weit verbreiteten Staphylococcus aureus. Das bedeutet: Mit Gelée Royale lassen sich die meisten Erreger von Abszessen, Furunkeln und die des Milzbrands erfolgreich bekämpfen. Auch die Erreger der Enterokolitis (Entzündung des Dünn- und Dickdarms) kann es abtöten.

Untersuchungen in Osteuropa zeigten, dass Gelée Royale die Sauerstoffaufnahme des Gewebes verstärken kann und so die Vitalität erhöht. Außerdem ist es besonders reich an Vitaminen der B-Gruppe und schon in sehr kleinen Mengen wirksam.

Die Wundermittelwerbung dient nur Scharlatanen

Aus all dem lässt sich ablesen, dass Gelée Royale nachweisbare und erprobte Heilwirkungen im Kampf gegen Krankheiten und zur Gesunderhaltung des Menschen besitzt, dass es eine große therapeutische Hilfe sein kann. Es ist aber sicher kein Allheilmittel oder ewiger Jungbrunnen, wie oft von geschickten Geschäftemachern behauptet wird. Solche Übertreibungen nützen nur denjenigen, die damit schnelles Geld verdienen wollen.

Vom Umgang mit dem Edelstoff

Reines Gelée Royale ist sehr wärme- und lichtempfindlich und muss nach seiner Entnahme aus dem Bienenstock ständig gekühlt werden. Daher gelangt es meist gefriergetrocknet oder mit Honig bzw. Pollen vermischt in den Handel, z. B. in Reformhäuser oder Naturkostläden. Auch zu Hause sollte man den Futtersaft sorgfältig vor Licht, Luft und Wärme schützen und am besten im Kühlschrank aufbewahren.

Aus der Bienenzelle gelöffelt

Wenn Sie einen Imker kennen, können Sie bei ihm auch mit Gelée Royale gefüllte frische Zellen »direkt ab Bienenstock« erwerben – ein Luxus, den man sich einmal gönnen sollte. Für eine kurmäßige Anwendung des königlichen Futtersafts aber ist diese Einkaufsart meist natürlich nicht besonders praktisch.

Es sind auch Trinkampullen mit Gelée Royale und Kombinationen mit anderen Biostoffen wie Ginseng oder Vitaminen im Handel. Am besten bewährt hat sich die Einnahme in gefriergetrockneter Form oder gemischt mit Honig.

Zur äußerlichen Anwendung stehen Cremes, Salben und Haarpflegemittel zur Verfügung, da Gelée Royale auch auf kosmetischem Gebiet positive Wirkungen entfaltet.

Bei der Gefriertrocknung wird Gelée Royale bei minus 50 °C haltbar gemacht. Es entstehen hauchfeine weiße Plättchen, die sich leicht in Wasser auflösen lassen und dann wieder genauso wirksam sind wie der frische Futtersaft.

Wichtige Heilwirkungen von Gelée Royale

▶ Gelée Royale steigert die körperliche und geistige Leisungskraft erheblich

▶ Gelée Royale stärkt das Immunsystem des Organismus

▶ Gelée Royale fördert Herz- und Kreislauffunktionen

▶ Gelée Royale unterstützt die Behandlung rheumatischer Erkrankungen

▶ Gelée Royale harmonisiert das Seelenleben

▶ Gelée Royale ist innerliche und äußerliche Hautpflege

Propolis – natürliches Antibiotikum

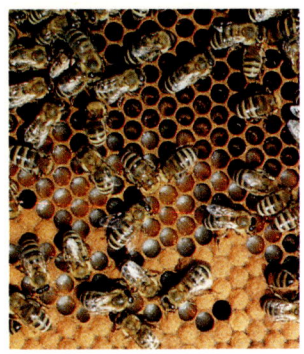

Mit Hilfe von Kittharz fügen die Bienen Wachsplättchen zu sechseckigen Waben zusammen.

Der Informationsstand in Deutschland in Bezug auf Propolis ist ausgesprochen unzureichend. Die Ursache hierfür liegt auch in einer Rechtsunsicherheit, was die Klassifizierung von Propolis betrifft. Ungeklärt ist nämlich, ob Propolis ein natürlicher Nahrungsmittelergänzungsstoff oder ein Arzneimittel ist. Das erschwert ihre Verwendung und Beschaffung.

Baustoff und Desinfektionsmittel

Das Wort Propolis stammt aus dem Griechischen und heißt übersetzt »vor der Stadt«. Man bezeichnet damit Verteidigungsanlagen, die im antiken Griechenland den Stadtstaaten vorgelagert waren, um Feinde abzuwehren.

Um ihren dicht bevölkerten Staat vor Infektionen zu schützen, streifen Bienen direkt nach dem Einflug in den Stock mit ihren Beinen über einen Propoliswall, der alle Keime unschädlich macht, die sie unterwegs aufgesammelt haben.

In der Welt der Bienen ist Propolis ein Kittharz, ein Baustoff, mit dem sie ihre Waben aus einzelnen Wachsplättchen zusammenfügen, Risse und Sprünge in den Zellen reparieren und den gesamten Bienenstock gegen Hitze, Kälte und Regen isolieren. Außerdem verengen sie damit das Einflugloch zum Stock, um Feinde an einem möglichen Eindringen zu hindern.

Da Propolis ein natürliches Antibiotikum mit breitem Wirkungsspektrum ist, dient sie darüber hinaus zum Schutz des Bienenvolks vor Infektionen, die sich sonst sehr schnell ausbreiten könnten. Beispielsweise werden Zellen vor der Eiablage durch die Königin mit diesem Stoff überzogen, um sie keimfrei zu machen. Auch eingedrungene und totgestochene Feinde wie Mäuse, Eidechsen oder Schlangen werden zum Schutz vor Verwesungsgiften mit Propolis überzogen – die Bienen können so schwere Körper nicht aus dem Stock schaffen.

Sammelgut Pflanzenharze

Der Rohstoff von Propolis ist ein Pflanzenprodukt: das zähe Harz von Laub- und Nadelbäumen oder Sträuchern. Die Pflanzen schützen damit ihre Knospen, Blätter oder Nadeln vor dem Austrocknen und vor Parasitenbefall. Dieses Harz wird von den Bienen aufgenommen, mit Pollen und Wachs vermengt und wie die Pollenhöschen an den Hinterbeinen in den Stock transportiert. Dort wird der Stoff mit Sekreten aus einer speziellen Drüse im Kopf angereichert.

Die fertige Propolis besteht zu etwa 50 bis 60 Prozent aus Harzen und Pollen und zu etwa 30 Prozent aus Bienenwachs; ca. 10 Prozent machen ätherische Öle aus.

Der Imker kann sie gewinnen, indem er sie aus dem Bienenstock herausschabt oder – effizienter – ein leicht herausnehmbares Gitter in den Stock hängt. Die Bienen verkleiden dann auch diesen Fremdkörper mit Propolis.

Das Kittharz hat es in sich

Die wissenschaftlichen Forschungen zu den Inhaltsstoffen von Propolis sind noch lange nicht abgeschlossen. Bislang weiß man, dass sie u. a. Vitamine aus der B-Gruppe, Vitamin E und Biotin (Vitamin H) enthält, außerdem zum Teil essenzielle Aminosäuren, Enzyme, Mineralstoffe wie Kalzium und hormonähnliche Substanzen.

An Spurenelementen finden sich in Propolis nahezu alle, die für den menschlichen Organismus unentbehrlich oder wichtig sind: Eisen, Kupfer, Mangan, Chrom, Kobalt, Zink und Zinn, außerdem Nickel, Silizium und Strontium.

Auch Bioflavonoide (Pflanzenschutzstoffe) sind reichlich vorhanden. Sie regulieren die Dichtigkeit und Durchlässigkeit der Körpergefäße und beugen so u. a. Herz-Kreislauf-Erkrankungen vor. Sie sollen sogar in der Lage sein, giftige Schwermetalle im Körper zu binden und beim Abbau des schädlichen Teers zu helfen, den insbesondere starke Raucher in hohem Maße aufnehmen.

Nur wenige ältere Arbeitsbienen leisten die Schwerarbeit des Harzsammelns, aus dem Propolis entsteht. Die klebrige Masse haftet so fest an ihren Beinen, dass sie sich bei ihrer Rückkehr zum Stock nicht allein davon befreien können.

35

Abwehrstoffe der Bienen

Der wertvollste Bestandteil von Propolis sind aber ihre natürlichen Antibiotika – deshalb kann sie auch das Bienenvolk so effektiv vor Krankheitserregern schützen. Die Wissenschaft findet immer wieder neue antibiotische Substanzen im Bienenkittharz und ist erstaunt über die enorme Kraft, mit der sie Bakterien, Viren und krank machende Pilze in ihrer Aktivität hemmen oder sogar ganz abtöten.

Den zahlreichen Flavonoiden (Pflanzenfarbstoffen) in Propolis wird besonders heilkräftige Wirkung zugeschrieben. Sie lindern Schmerzen, beschleunigen die Wundheilung, binden Giftstoffe im Körper und regen die Thymusdrüse an, die wichtige Funktionen in der Körperabwehr hat.

Streifzug durch die Propolisforschung

Schriftliche Zeugnisse belegen, dass Propolis schon in der Antike als Keime hemmendes und abtötendes Heilmittel verwendet wurde, besonders in der Wundbehandlung.

In unserer Zeit waren bis vor wenigen Jahren Bulgarien, Rumänien und Ungarn führend in der Erforschung der medizinischen Anwendungsbereiche von Propolis. Bedingt durch das Wirtschaftsembargo der USA hat auch Kuba – in Ermangelung anderer Antibiotika – große Fortschritte auf diesem Gebiet gemacht. Den kubanischen Universitäten ist es sogar gelungen, Propolisprodukte zu entwickeln, die Antibiotika weitgehend ersetzen können.

In Frankreich gibt es eine als Lebensmittel zugelassene Propolis-Bienengift-Pollen-Kombination, die führende Wissenschaftler des Landes als Prophylaxe bei AIDS empfehlen. Außerdem wird die Vorsorge mit Propolis bei Sida – so die französische Bezeichnung für AIDS – mittlerweile auch in der offiziellen Aidsaufklärungskampagne im großen Stil propagiert.

Wirksam gegen Bakterien, Viren und Pilze

Die medizinisch bewiesenen Eigenschaften von Propolis fasst man hier folgendermaßen zusammen: Propolis besitzt umfassende und hochwirksame hemmende und abtötende Wirkungen auf zahlreiche Bakterienstämme, insbesondere auf verschiedene Staphylokokken,

Streptokokken und Salmonellen, auf Bazillen, Proteus vulgaris und Escherichia coli. Darüber hinaus ist es ausgesprochen viruzid, tötet also Viren der verschiedensten Gattungen ab.

U.a. an der Universität von Paris wurden außerdem die fungiziden (pilzabtötenden) Eigenschaften von Propolis festgestellt. Bestimmte krankheitserregende Pilze rufen beim Menschen Pilzinfektionen (Mykosen) hervor, die ebenfalls wirksam mit dem Kittharz bekämpft werden können.

Besonders in der Zahnheilkunde Asiens, aber auch in der früheren DDR und in Russland, wurde bewiesen, dass Propolis stark anästhesierende (schmerzbetäubende) Eigenschaften besitzt. Man kann dadurch eventuell nicht nur herkömmliche Schmerzmittel einsparen, sondern erreicht auch eine viel schnellere Heilung nach Zahnextraktionen und ähnlichen Eingriffen.

In den letzten zwei Jahren gewann Propolis an Bedeutung in der Stomatologie, die sich mit Erkrankungen im Mundraum beschäftigt. Zahnfleisch-, Mundschleimhaut-, Zungenentzündungen und Aphthen wurden wirksam mit Propoliskonzentraten behandelt. Aber auch Zahnschmerzen und -infektionen sowie Karies und Parodontose zählen neuerdings zum Indikationsgebiet von Propolis.

Für die Zahn- und Mundpflege gibt es im Reformhaus propolishaltige Zahnpasta, Mundwasser und ein Mundgel zur Zahnfleischmassage, die unter dem Markennamen »Bakanasan« angeboten werden.

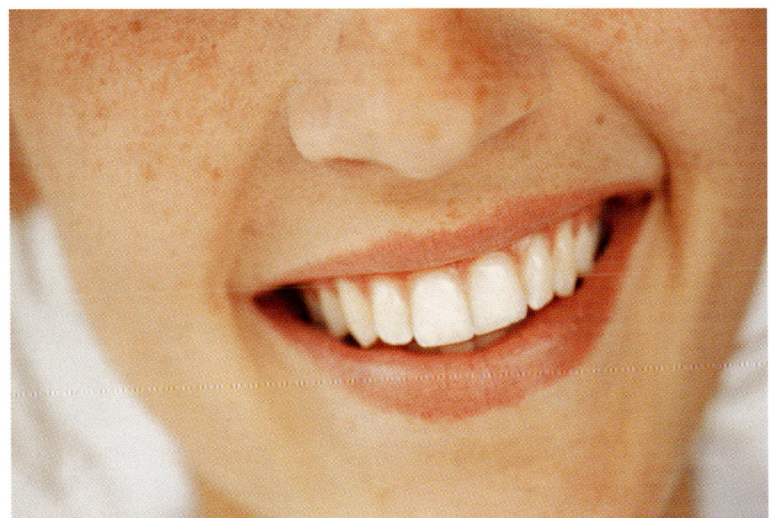

Gesundheit und Hygiene für die Zähne: Die jüngere Forschung wies Propolis auch auf diesem Gebiet enorme Wirksamkeit nach.

Es wurde außerdem festgestellt, dass alle Verdauungsorgane in ihrer Funktion durch eine regelmäßige Propoliseinnahme harmonisiert werden. Propolis schützt generell vor Verstopfungen. Es kommt so gut wie nie vor, dass Menschen, die regelmäßig dieses Bienenprodukt zu sich nehmen, irgendwelche Verdauungsbeschwerden haben.

Bei unreiner Haut oder Akne durch Hormonumstellungen in der Pubertät hilft Propolis als Hautpflegemittel. Durch die gute Abheilung der Pickel soll auch Narben vorgebeugt werden können.

Wohl tuend für die Haut

Wissenschaftlich erforscht und bestätigt wurde auch der erfolgreiche Einsatz von Propolis bislang bei folgenden Problemen und Erkrankungen der Haut: Abszesse, Furunkel, Eiterungen, Brandwunden (auch schwerer Sonnenbrand), Quetschungen, Schnitt- und Schürfwunden, Frostbeulen, langsame und schwierige Vernarbung, übermäßige Hornhautbildung, Hühneraugen, Schwielen und Warzen. Bei Psoriasis (Schuppenflechte) und Neurodermitis hat Propolis häufig zumindest zur Linderung der Beschwerden beigetragen.

Heilerfolge auch bei schweren Krankheiten

In verschiedenen Apitherapiekliniken wurden bei Erkrankungen der Herzgefäße und des Kreislaufs – sofern es sich nicht um gleichzeitig an Diabetes mellitus erkrankte Patienten handelte – durch Kombination von Gelée Royale mit Propolis, Pollen und Kürbiskern überragende Erfolge erzielt. Propolis konnte auch verschiedene Krankheiten im Hals-, Nasen- und Ohrenbereich kurieren. Ihr Einsatz erstaunte außerdem bei Bronchial- und Lungenleiden.

Wichtige Heilwirkungen von Propolis

▶ Propolis hemmt Krankheitskeime in ihrer Aktivität oder tötet sie sogar völlig ab

▶ Propolis stärkt das Immunsystem und regt die Selbstheilungskräfte an

▶ Propolis wirkt allgemein kräftigend auf den Organismus

▶ Propolis bekämpft Schmerzen

▶ Propolis stärkt die Nerven

▶ Propolis entgiftet den Körper

Bienenkittharz hat keine Nebenwirkungen

Lange Zeit sah die Schulmedizin keine Alternative zu synthetischen Antibiotika, auch dann nicht, wenn sie es mit Patienten zu tun hatte, die allergisch darauf reagierten. Antibiotika haben außerdem den Nachteil, nicht mehr voll zu wirken, wenn die Krankheitserreger resistent dagegen geworden sind und sich der menschliche Organismus quasi an ihre Einnahme gewöhnt hat.

Diese Nachteile sind bei richtig gewonnener Propolis ausgeschlossen. Betont werden soll hier, dass unreine oder nicht sachgemäß zubereitete Propolisextrakte oder -salben natürlich niemals die hier beschriebenen Wirkungen haben können. Die fertig zubereiteten Lösungen, Cremes oder Tabletten, die Sie rezeptfrei in der Apotheke oder im Reformhaus bekommen, enthalten standardisierte Wirkstoffmengen.

Prophylaxe mit Propolis

Auch als gesunder Mensch sollte man Propolis dauerhaft als Nahrungsmittelergänzung in fester oder flüssiger Form zu sich nehmen, um generell das Immunsystem des Körpers zu stärken oder verloren gegangene Widerstandskraft neu aufzubauen. Beim Auftreten schwerer Erkrankungen sollten Sie allerdings immer den Rat eines Facharztes einholen!

Das Bienenkittharz ist erhältlich als in Alkohol gelöster Extrakt, in granulierter bzw. pulverisierter Form als Tablette oder Kapsel oder als Beimischung zu Hautsalben. Besonders empfehlenswert ist naturreiner Propolisextrakt, der mindestens 50 Prozent Propolis enthält. Er ist allgemein gut verträglich; der enthaltene Anteil Pollen kann Allergikern allerdings Probleme bereiten.

Als ideal für die Krankheitsprophylaxe mit Propolis hat sich folgender Drink erwiesen: 20 Milliliter Agavensaft werden mit 10 Millilitern Aloe-vera-Saft, 20 Millilitern Weizengrassaft und 5 Millilitern Propolisextrakt gut vermischt und täglich eingenommen.

Für Kinder, die keine Tabletten nehmen mögen, kann man Propolis auch in Pulverform kaufen. Sie lässt sich gut mit Fruchtsaft oder gesüßtem Kräutertee verrühren und schmeckt so auch den Kleinen.

Grundzüge der Apitherapie

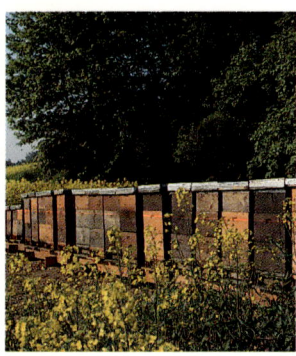

Schon seit Jahrtausenden betreiben Menschen Imkerei und nutzen die Heilkraft aus dem Bienenstock.

Die karibische Naturmedizin, in der Bienenprodukte ein wichtiger Bestandteil sind, kennt keine Krankheiten im westlichen Sinne des Begriffs, sondern Störungen der Gesundheit, die sich in bestimmten Symptomen äußern. Dabei gelten körperliche Beschwerden immer auch als Ausdruck einer geistigen Disharmonie. Soll der Mensch gesund werden bzw. bleiben, muss also Harmonie im körperlichen und zugleich im geistigen Bereich herrschen.

Dabei ist die Parallele zur fernöstlichen Medizin ganz offensichtlich, wenn auch dort statt von Disharmonien von Energiemangel oder -überfluss gesprochen wird.

Das Wirkprinzip der Natur

Die Apitherapie, also die Heilanwendung von Produkten aus dem Bienenstock, ist benannt nach dem lateinischen Namen der Honigbiene, Apis mellifica. Besonders in Osteuropa hat die Anwendung dieser Heilmittel eine lange Tradition.

Dieser Heillehre liegt ein ganz wichtiges Prinzip zugrunde: Die Natur stellt, sofern sie sich im Gleichgewicht befindet, eine Synergie dar, ein Zusammenwirken von Menschen, Tieren, Pflanzen, Klimabedingungen und noch vielen anderen Faktoren. Die Gesundheit ist ebenfalls so ein Zusammenwirken verschiedenster Faktoren, wenn sie intakt ist. Ein Mensch kann beispielsweise nicht gesund sein, wenn alle Organe in Ordnung sind, er aber ein angegriffenes Nervensystem hat. Umgekehrt gilt das genauso. Will man die Natur wirklich verstehen, muss man also auch dieses Zusammenspiel der unterschiedlichen Faktoren in ihr akzeptieren und danach leben.

Die bewusst angestrebte Harmonie mit der Natur und der Wille, nach ihren Gesetzmäßigkeiten zu leben, ist für die Apitherapie die Vorbedingung für körperliches und seelisches Gleichgewicht. Daher ist es bei einer Störung dieses Gleichgewichts immer angezeigt, den Gesamtzusammenhang statt nur einzelne Symptome zu sehen.

Nützliche und schädliche Kombinationen

Diese Synergie, also ein Zusammenwirken vieler Faktoren, gilt auch für Kombinationen von Heilmitteln. In der Schulmedizin warnt man oft vor den unvorhergesehenen Wechselwirkungen, die verschiedene Medikamente haben können, und die früher beliebten Kombinationspräparate verschwinden aus diesem Grund langsam vom Markt. Wenig erwähnt wird dagegen, wie sich auch einzelne Substanzen in ihrer Wirkung gegenseitig ergänzen und steigern können.

Synergie und Bienenprodukte

In der Apitherapie, im Heilverfahren mit Produkten aus dem Bienenstock, berücksichtigt man die Synergie der Natur und nutzt sie bei der Erstellung von Rezepten aus. Zur Verdeutlichung ein praktisches Beispiel: Ob Sie nun ein halbes Gramm Gelée Royale oder ein Gramm pro Tag einnehmen, Ihr Grundumsatz wird dadurch immer um 24 Prozent angehoben. Kombinieren Sie aber eine beliebige Menge Gelée Royale mit fünf Tropfen Propolisextrakt, können Sie Ihren Grundumsatz um insgesamt 32 Prozent steigern. Nicht die größere Menge einer Substanz verstärkt also die Wirkung, sondern das Zusammenspiel der verschiedenen Stoffe.

Die Volksmedizin, die schon lange die heilsame Wirkung von Honig und anderen Bienenprodukten nutzt, legt den Schwerpunkt weniger auf die Behandlung einzelner Krankheiten, als darauf, das Zusammenspiel der Körperkräfte gesund zu erhalten.

Gemeinsam sind sie stärker

Ein weiteres Beispiel: Es ist durchaus eine sinnvolle Prophylaxe, regelmäßig Propolisextrakt ins Badewasser zu geben, um Viruserkrankungen des Intimbereichs vorzubeugen. Einen besseren Schutz erreicht man nicht, wenn man mehr Propolis nimmt, sondern wenn man Rosmarinextrakt in einem bestimmten Mengenverhältnis hinzugibt – dann verstärken sich auch diese beiden Substanzen gegenseitig in ihrer Wirkung.

Manche Naturmediziner empfehlen Propolis bei Krebserkrankungen. Andere raten zu Mistelpräparaten. Einige Heiler auf Haiti haben aber mit einer sinnvollen Kombination aus Mistel- und Propolisextrakt viel höhere Heilerfolge, als mit Einzelgaben dieser Wirkstoffe erzielt werden konnten.

Rezepturen für Bäder mit Honig, Pollen und Propolis bieten Linderung bei den unterschiedlichsten innerlichen und äußerlichen Beschwerden. Auch hier ein Beispiel: Der gefürchtete Fußpilz, den man sich so leicht in Freibädern holt, kann bei regelmäßigen Propolisbädern nicht auftreten. Auch die Hornhautbildung an den Füßen wird so verhindert, Hühneraugen verschwinden.

Schuppenflechte und andere dermatologische Erkrankungen lassen sich durch spezielle Bäder mit kombinierten Bienenprodukten häufig ohne Kortison behandeln. Wer die unvermeidlichen Nebenwirkungen dieses Stoffs bei Langzeitanwendungen kennt, weiß, wie bedeutend diese Beobachtung für die Gesundheit ist.

Gerade bei harmloseren Beschwerden oder auch bei langwierigen chronischen Krankheiten können die milden Bienenheilmittel oft natürlich und ohne Nebenwirkungen helfen bzw. die ärztliche Behandlung sinnvoll ergänzen.

30 Milliarden DM jährlich kostet in Deutschland der Krankheitskomplex »Rheuma«, rechnet man Arbeitsausfallkosten und Kosten für Medikamente zusammen. Für Millionen von Patienten mit rheumatischen Erkrankungen gilt, dass ihre Krankheit grundsätzlich noch nicht heilbar ist. Die karibische Naturmedizin kennt jedoch Rezepturen zur Langzeitanwendung, mit denen die Betroffenen zumindest beschwerdefrei gehalten werden können.

Naturstoffe statt Chemie

Aus entsprechenden Zeitungsberichten und auch aus der Werbung wissen die meisten Verbraucher, dass man mit Vitamin-E-Gaben rheumatische Beschwerden, insbesondere in den Gelenken, lindern kann. Das Sortiment an Vitamin-E-Präparaten ist deshalb in Apotheken und Drogerien dementsprechend groß.

Viele Verbraucher fragen sich aber, wie sie an natürliches Vitamin E kommen, weil es rückstandsfrei ist und weitaus besser vom menschlichen Organismus verwertet werden kann. Die Lösung ist einfach: In Pollen und Gelée Royale ist es – wie viele andere Wirkstoffe auch – ausreichend enthalten, sofern es sich um naturreine und schadstofffreie Produkte handelt.

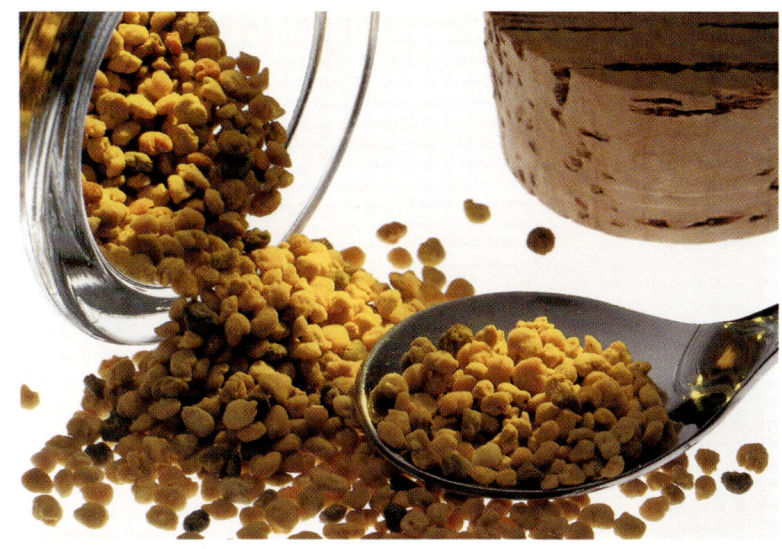

Achten Sie auf Qualität

Zusammenfassend kann man also sagen, dass das Wirkprinzip Synergie der Natur in der Apitherapie uneingeschränkt gilt. Für die Anwendung der in diesem Ratgeber vorgestellten Rezepte hat das eine wichtige Konsequenz: Die verwendeten Rohstoffe müssen wirklich absolut naturrein sein, sonst bleibt der gewünschte Erfolg aus. Nicht reine Stoffe würden synergetisch anders wirken und hätten nicht die in diesem Buch beschriebene Dosierung. Diese Tatsache ist streng zu beachten, da die Rezepte ihre wohl tuende Wirkung sonst nicht entfalten können.

Glücklicherweise ist mit dem gestiegenen Bewusstsein für eine gesunde Lebensweise und sanfte Heilmittel das Angebot an unverfälschten Naturprodukten gestiegen. So gibt es sicher auch in Ihrer Nähe gut sortierte Reformhäuser oder Naturkostläden, wo Sie die angegebenen Bienenprodukte, Pflanzenextrakte und getrockneten Kräuter erhalten können. Halten Sie auch einmal Ausschau nach einem Imker auf dem Land, wo Sie vielleicht direkt naturreinen Honig aus der Wabe und andere Bienenspezialitäten bekommen.

Obwohl man Bienenpräparate für Heilanwendungen sogar in Supermärkten und Drogerien findet, sollten Sie Propolis, Gelée Royale und Pollen besser in Apotheken oder guten Reformhäusern kaufen, wo man Sie auch fachlich über die Anwendung beraten kann.

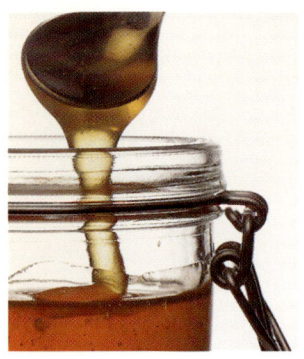

Honig – wohlschmeckend und gesund zugleich.

Heilen mit der Bienenapotheke von A bis Z

Nach der Theorie zur Gesundheit aus dem Bienenstock folgt nun der praktische Teil mit vielen Behandlungsmethoden zu den unterschiedlichsten Krankheiten und Störungen des Wohlbefindens. Hierzu der Hinweis, dass alle vorgestellten Rezepturen sorgfältig erprobt wurden und sich bewährt haben.

Bei komplexen und schweren Erkrankungen sollten Sie sich dennoch in jedem Fall auch von einem naturheilkundlich orientierten Arzt beraten lassen, bevor Sie mit Ihrer Apitherapie beginnen.

Abmagerung

Einen Kaltauszug stellt man her, indem man die zerkleinerten, getrockneten Pflanzenteile mit kaltem Wasser übergießt und abgedeckt über Nacht ziehen lässt, bevor man durchseiht. Diese Methode wendet man an, wenn nicht zu viele Gerbstoffe gelöst, Schleimstoffe verändert oder andere Wirksubstanzen zerstört werden sollen.

Symptome Plötzlich auftretender und anhaltender Gewichtsverlust, meist dauerhafte Appetitlosigkeit

Hauptursachen Alle Arten von Fieber, Infektionskrankheiten, Überfunktion der Schilddrüse, seelische Belastungen

Behandlung mit der Bienenapotheke

▶ Vorsicht: Plötzliche Abmagerung kann auch Zeichen für eine Krebserkrankung sein. Ärztliche Untersuchungen sind unerlässlich!

▶ Zur allgemeinen Kräftigung stellen Sie aus 4 Teelöffel Bockshornkleesamen auf 1 Liter Wasser einen Kaltauszug her, den Sie 7 Stunden lang ziehen lassen. In den Kaltauszug gibt man 2 Esslöffel Honig, 3 Tropfen Propolis und 2 Milliliter Aloe-vera-Frischzellenextrakt. Von diesem Trunk nehmen Sie 3-mal täglich jeweils 1/2 Glas zu sich. Zur Behandlungsoptimierung können Sie zusätzlich 3-mal täglich je 50 Milliliter Pollenwein Seedovin trinken und 2 Monate lang täglich 1 Gramm Gelée Royale einnehmen.

▶ Eine auf den ersten Blick sehr ungewöhnliche, aber hochwirksame Kur stammt von der Karibikinsel Curaçao. Hier fastet man 3 Tage lang und trinkt während dieser Zeit einen Aufguss aus karibischer Flechte, dem außerdem die oben erwähnten Bienenprodukte beigemischt wurden.

▶ Bei krankhafter Abmagerung sollten Sie sich generell viel an der frischen Luft bewegen, aber direkte Sonnenbestrahlung unbedingt vermeiden.

▶ Auch entsprechende Kneipp-Kuren haben sich in Verbindung mit den Kaltauszügen bewährt.

Abszess

Symptome Abgegrenzte Eiteransammlungen im Körpergewebe, die sich meist als verhärtete, gerötete Schwellungen auf der Haut zeigen. In ihrer Mitte befindet sich eine weiche Stelle, darunter der Eiterherd. Die sich so zeigenden Abszesse sind äußerlich und weniger gefährlich, tiefer gelegene Abszesse sind dagegen sehr schwer feststellbar und müssen vom Arzt behandelt werden.

Hauptursachen Infektionen kleiner Wunden und Risse auf der Haut, Gewebeeinschmelzungen als Abwehrreaktion des Körpers, um eingedrungene Krankheitserreger zu vernichten; besonders in der Becken-, Lenden- und Rippengegend können Abszesse auch Symptome tuberkulöser Entzündungen sein.

Behandlung mit der Bienenapotheke

▶ Vermischen Sie 1 Hand voll frische zerquetschte Klettenwurzel mit 1 Tasse Honig zu einem Brei. Geben Sie 10 bis 20 Tropfen Propolis und 2 Milliliter Aloe-vera-Frischzellenextrakt zu. Der Brei wird als Auflage verwendet, die alle 2 bis 3 Stunden gewechselt werden muss.

▶ Zur Behandlungsoptimierung können Sie 3-mal täglich 50 Milliliter Pollenwein Seedovin einnehmen. Mindestens 1 Woche lang sollte man zusätzlich auch einen Blutreinigungstee aus der Apotheke trinken.

▶ Diese Kur muss 1 Monat lang mit der Einnahme von 1 Gramm Gelée Royale pro Tag unterstützt werden.

Die entzündungshemmende Wirkung von Honig bei Abszessen können Sie durch den Zusatz von etwas Kamillentinktur noch steigern. Das altbewährte Heilkraut ist in der Lage, Bakteriengifte unschädlich zu machen.

▶ Abszesse sind hartnäckige Krankheitserscheinungen, die deshalb sehr lange behandelt werden müssen, um einen endgültigen Erfolg zu erzielen. Wohl tuend sind auch kühlende Umschläge. Nicht eindringlich genug kann davor gewarnt werden, an Abszessen herumzudrücken. Das kann schwere Blutvergiftungen verursachen.

Akne

Symptome Die Haut ist mit Unreinheiten überzogen. Diese so genannten Aknepickel treten hauptsächlich im Gesicht, an der Brust und am Rücken auf; nach ihrem Abheilen bleiben häufig Narben zurück.

Hauptursachen Hormonelle Einflüsse, mangelhafte Funktion der Verdauungsorgane. Abwehrreaktion auf Giftstoffe aus der Umwelt. Meist ist Akne eine Begleiterscheinung der Pubertät, da sich in dieser Entwicklungsphase der Hormonhaushalt tief greifend verändert.

Behandlung mit der Bienenapotheke

▶ Trinken Sie 3-mal täglich 1 Glas frische Molke mit jeweils 5 Tropfen Propolis und 2 Milliliter Aloe-vera-Frischzellenextrakt. Zur Behandlungsoptimierung können Sie 3-mal täglich je 50 Milliliter Pollenwein Seedovin einnehmen; außerdem sollten Sie viel Quark und andere Milchprodukte essen.

▶ Alle 2 Tage kann man ein Vollbad mit einem Aufguss aus Haferstroh und Eichenrinde nehmen.

▶ Meiden Sie strikt Schokolade und andere Süßigkeiten.

▶ Unbedingt muss auch auf alle parfümierten Seifen, Duschgels oder Badezusätze verzichtet werden.

▶ Erleichterung bringt Schwefelpuder, den man mit Bienenwachs mischt und abends auf die aknebefallenen Stellen aufträgt. Diese Maßnahme war schon den alten Römern bekannt.

▶ Da Akne meistens mit einer Mangelerscheinung von Vitamin A und B verbunden ist, empfiehlt sich die tägliche Einnahme von 1 Teelöffel Pollen. Außerdem sollten Sie Ihren Speiseplan möglichst fleisch- und fettarm gestalten.

Molke benutzten schon unsere Großmütter als Schönheitsmittel für die Haut. Nachdem sie lange Zeit nur noch als Abfallprodukt der Käseherstellung galt, gibt es sie jetzt wieder als gesundes und heilsames Erfrischungsgetränk, auch kombiniert mit Fruchtsäften.

Allergien

Symptome So vielfältig die Allergieauslöser sind, so breit ist auch das Spektrum allergischer Erscheinungen beim auf eine bestimmte Substanz überempfindlich reagierenden Menschen. Einige Beispiele: Reizhusten und Atembeschwerden, laufende Nase und tränende Augen, juckende Hautausschläge, Übelkeit, eventuell mit Durchfall und Erbrechen, Kopfschmerzen, Magen- und Darmerkrankungen

Hauptursachen Die eine Überempfindlichkeit auslösenden Stoffe, die Allergene, rufen bei der so genannten Erstberührung die Bildung von Antikörpern durch das Immunsystem hervor, es kommt zu einer allergischen Reaktion. Bei Wiederberührung erkennen diese Antikörper dann das Allergen und bekämpfen es; Folge ist eine allergische Krankheit. Häufige Allergieauslöser sind: Pflanzenpollen, Sonnenlicht, Tierhaare, Nahrungsmittel, Hausstaubmilben, Schimmelpilze, Medikamente.

Behandlung mit der Bienenapotheke

▶ Die Behandlung von Allergien ist ein kompliziertes Gebiet. Bevor eine Behandlung überhaupt möglich ist, muss geklärt werden, welcher Stoff die Überreaktion auslöst – und genau das ist in vielen Fällen leider sehr langwierig oder gar nicht möglich. Beim weit verbreiteten Heuschnupfen beispielsweise kommt eine Vielzahl von Pollen als Ursache in Frage. Trotzdem lassen sich auch die gefürchteten Heuschnupfenanfälle mit Produkten aus dem Bienenkorb lindern.

▶ Geben Sie einige Tropfen Propolis auf 1 Stück Wabenhonig, und kauen Sie es gründlich durch.

▶ Als Desensibilisierungsmaßnahme kann man täglich 1 Teelöffel des allergieauslösenden Pollens einnehmen. Der Nachteil hierbei: Es handelt sich um reine Vorbeugung, die angewendet werden muss, bevor die ersten Pollen fliegen. Außerdem sollten Sie genau wissen, auf welche Sie allergisch reagieren. Es kommt dann etwa 24 bis 36 Stunden lang zu einem nicht sehr starken Heuschnupfen. Man kann ihn durch Kauen bzw. Auslutschen von Kauwachs zusätzlich lin-

Die meisten Desensibilisierungstherapien scheitern am Durchhaltevermögen der Patienten. In der Regel muss über mehrere Jahre hinweg das auslösende Allergen vorbeugend in harmloser Form angewendet werden, bevor eine Besserung eintritt. Wer aber gerade keine Beschwerden durch seine Allergie hat, gibt die Behandlung rasch auf.

Irispollenkörner, häufige Heuschnupfenauslöser, unter dem Mikroskop. Die Vielzahl der Pollenarten macht es leider schwierig, den jeweiligen »Übeltäter« eindeutig festzustellen.

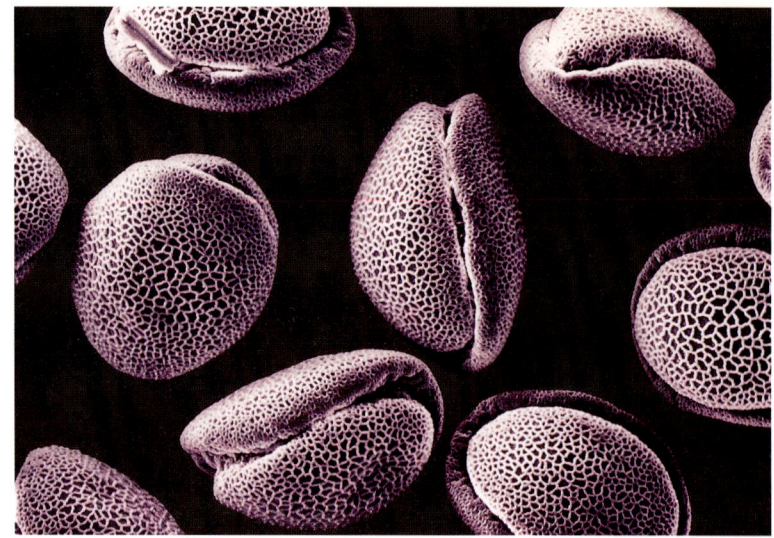

dern. Das Ergebnis sollte dann eine Immunität für die kommende Pollensaison sein.

▶ Allgemein gegen Allergien stärken kann man den Körper mit Gelée Royale und Kalziumtabletten, die über mehrere Monate hinweg eingenommen werden. Zur Behandlungsoptimierung trinken Sie 3-mal täglich je 50 Milliliter Pollenwein Seedovin, in dem Sie jeweils 6 Tropfen Grapefruitsamenextrakt gelöst haben.

▶ Generell sollten Sie den Genuss tierischer Nahrungsmittel bei Allergien drastisch senken und dafür reichlich Obst und Gemüse auf Ihren Speiseplan setzen. Ausgenommen sind natürlich diejenigen Sorten, die Ihnen als Allergieauslöser bekannt sind.

Erstaunlicherweise fand man bei einer Untersuchung von über Hundertjährigen in Russland heraus, dass sich überdurchschnittlich viele Imker unter ihnen befanden. Ob allein der regelmäßige Genuss von Produkten aus dem eigenen Bienenstock langlebig macht oder auch die zu Ruhe und Gelassenheit zwingende Beschäftigung mit den Bienen, ist ungeklärt.

Altersbeschwerden

Symptome Nachlassendes Gedächtnis, erhöhte körperliche Gebrechlichkeit

Hauptursachen Beschwerden im Alter werden häufig mit einer zwangsläufigen Abnutzung der Organe und des gesamten Körpers erklärt. Gezieltes Training aber stärkt bestimmte Körperregionen, schwächt sie also nicht und nutzt sie auch nicht ab. Muskeln beispelsweise lassen sich durch Bewegung stärken, das Herz kann durch spezielle Kreislaufübungen gekräftigt werden. Altersbeschwerden scheinen vielmehr auf einen ständig schwächer werdenden Stoffwechsel des Organismus zurückzugehen, sind also der allmähliche Rückgang chemischer Umwandlungsprozesse im Körper. Das Abnehmen von geistigen Fähigkeiten wird durch mangelndes Training des Gehirns verschlimmert – bleiben Sie also auch geistig aktiv und interessiert.

Behandlung mit der Bienenapotheke

▶ Generell aktivieren und steigern die Produkte aus dem Bienenkorb den Grundumsatz des Menschen. Auf natürliche Weise wird so erreicht, was dem alternden Menschen fehlt: Zumindest teilweise werden chemische Prozesse im Körper wieder in Gang gebracht.

▶ Hier soll deutlich betont werden: Bienenprodukte sind keine Verjüngungsmittel! Wohl aber tragen sie dazu bei, dass der Mensch sich kräftiger, vitaler, leistungsfähiger und damit zufriedener fühlt.

▶ Ab einem Lebensalter von 55 Jahren sollte man täglich Gelée Royale und Honig zu sich nehmen sowie 1-mal wöchentlich 1 Teelöffel Pollen. Zur Behandlungsoptimierung tragen 3-mal täglich je 50 Milliliter Pollenwein Seedovin bei.

▶ Mit 2 bis 5 Tropfen Propolis 1-mal pro Woche auf nüchternen Magen kann man sich vor Infektionen aller Art schützen.

▶ Voraussetzung für den Erfolg dieser Anwendungen ist natürlich eine generell vernünftige Lebensweise.

Anämie (Blutarmut)

Symptome Ausgeprägte Hautblässe, insbesondere der Schleimhäute, Schwindelgefühle, Müdigkeit, Ohrensausen, Herzklopfen

Hauptursachen Verminderung des roten Blutfarbstoffs und meist auch der roten Blutkörperchen; durch falsche Ernährung oder Krankheit ist die Aufnahme von Eisen zu gering, so dass im Knochenmark nicht genügend Blutfarbstoff gebildet werden kann; wiederholte kleine Blutverluste, z. B. durch Hämorrhoiden oder eine starke Regelblutung bei Frauen

Injektionen mit Gelée Royale, die natürlich nur der Arzt geben darf, scheinen den Prozess des Alterns zu verlangsamen. Sie sollen eine vermehrte Aktivität der Zellen bewirken und die Zusammensetzung des Bluts durch die Zufuhr von Gamma-Globulinen und Kollagenbausteinen verbessern.

Behandlung mit der Bienenapotheke

▶ Mischen Sie 10 Gramm Eichelteepulver mit 1 Liter Wasser zu einem kalten Tee. Geben Sie pro Tasse 2 Teelöffel Honig und 2 Milliliter Aloe-vera-Frischzellenextrakt dazu. Wenn Sie diese Teezubereitung 3-mal täglich trinken, sollte sich bereits nach 1 Woche Ihr Gesundheitszustand bessern. Zur Behandlungsoptimierung können Sie 3-mal täglich je 50 Milliliter Pollenwein Seedovin trinken.

▶ Auch die Kaltauszüge folgender Kräuter eignen sich zur Anämiebehandlung (jeweils 10 Gramm auf 1 Liter Wasser, pro Tasse mit 2 Teelöffel Honig gesüßt): Arnikablütenblätter, Brunnenkresse, Eisenkraut und Schachtelhalm.

▶ Wirkungsvoll unterstützen lässt sich die Honig-Kräuter-Behandlung durch die regelmäßige Einnahme von Pollen. Statistisch gesehen erkranken Menschen, die dauerhaft Pollen zu sich nehmen, so gut wie nie an Anämie. Auch der durch falsche Ernährung bedingte Eisenmangel kann durch Bienenprodukte ausgeglichen werden.

Blut bildende Kräfte werden auch der eisenhaltigen Brennnessel zugeschrieben. Am wirkungsvollsten ist der im Reformhaus erhältliche Saft, von dem man täglich einen Esslöffel mit Wasser und Honig zu sich nehmen sollte.

Angina

Symptome Stechen und Kitzeln im Hals, Schluckschmerzen (Angina bedeutet »Enge«), Rötung und mehr oder weniger starkes Anschwellen der Mandeln, die auch von gelblichen Belägen überzogen sein können, Fieber mit Frösteln, Kopfschmerzen, Anschwellen und Druckempfindlichkeit der Lymphdrüsen am Hals

Hauptursachen Häufige Folgeerkrankung einer Virusinfektion der oberen Atemwege, starke Unterkühlung; die ersten Anzeichen der Angina werden oft auf die leichte Schulter genommen und nicht weiter beachtet.

Behandlung mit der Bienenapotheke

▶ Strenge Bettruhe ist bei Angina oberstes Gebot. Sie unkontrolliert und ausschließlich mit Antibiotika niederzukämpfen, kann zu gefährlichen Komplikationen führen.

▶ Bereiten Sie sich vor den Mahlzeiten einen starken Huflattichtee zu, den Sie reichlich mit Honig süßen und in kleinen Schlucken trinken. Nach den Mahlzeiten sollten Sie mit reinem Zitronensaft, dem Sie 10 bis 15 Tropfen Propolis zugefügt haben, gurgeln.

▶ Tees aus Malvenblüten, Thymian und gelbem Enzian können die Behandlung sehr wirkungsvoll unterstützen. Kranke, die an einem zu hohen Blutdruck leiden, sollten den Tee von gelbem Enzian jedoch nicht anwenden.

▶ Auch 1 Esslöffel Apfelessig, mit Honig gesüßt und morgens auf nüchternen Magen eingenommen, hilft ausgezeichnet. Zur Behandlungsoptimierung können Sie 3-mal täglich je 50 Milliliter Pollenwein Seedovin trinken.

Angstzustände

Symptome Übermäßiges Schwitzen, Gliederzittern, Atemschwierigkeiten, Herzdruck, Schlafstörungen, Durchfall

Hauptursachen Die Gemüts- und Gefühlsregung Angst ist ein Grunderlebnis, das notwendig zur menschlichen Existenz gehört, weil es uns u. a. vor Gefahren warnt oder uns aus gutem Grund vorsichtig sein lässt. Als regelrechte Erkrankung muss man Angstzustände aber dann bezeichnen, wenn sie Begleiterscheinungen körperlicher Krankheiten sind. Dies ist am häufigsten bei Herzproblemen, Asthma und bei besonders starken Schmerzzuständen der Fall. Sonderformen der Angst sind Depressionen, die leider nur zu häufig belacht oder auf die leichte Schulter genommen werden.

Behandlung mit der Bienenapotheke

▶ Besonders zu empfehlen: ein Aufguss aus je 1 Teelöffel Salbeiblättern, Weißdorn, Melissenblüten und 4 Millilitern Johanniskrautöl auf 3 Liter Wasser. Diesem Aufguss gibt man unmittelbar vor der Einnahme noch 10 Tropfen Baldrian und 4 Teelöffel Honig zu. Bis zu 8 Tassen des Trunks pro Tag sollten Sie zu sich nehmen, wobei die letzte Einnahme unmittelbar vor dem Schlafengehen erfolgen muss. Diese Kur wird in der Karibik auch werdenden Müttern verabreicht, die noch keine Erfahrung mit der Entbindung haben, um sie in eine gelassene, ausgeglichene Stimmung zu bringen.

Bei durch Depressionen ausgelöster Angst und Unruhe hat sich Johanniskrauttee, über längere Zeit regelmäßig getrunken, bewährt. Eine ernste Gemütserkrankung muss aber nervenärztlich und psychotherapeutisch behandelt werden.

▶ Zur Behandlungsoptimierung können Sie 3-mal täglich je 50 Milliliter Pollenwein Seedovin trinken.

Arterienverkalkung

Symptome Fortschreitende Degenerierung und Verengung der Schlagadern, Hemmung des Blutflusses, heftige Schmerzen und Kältegefühle im betroffenen Körperglied, meist in den Beinen, Geschwüre (so genannte offene Beine), bei Befall der Herzkranzgefäße Schmerzen in der Brust und Ausbruch von Angina pectoris, in schweren Fällen kommt es zum Herzinfarkt bis hin zum Herztod

Hauptursachen Erhöhte Blutfettwerte, Bluthochdruck, Nikotin- und Alkoholmissbrauch, Stress, Übergewicht, Diabetes mellitus (Zuckerkrankheit), chronische Entzündung der Blutgefäßwände

Behandlung mit der Bienenapotheke

▶ Die Anwendungsmöglichkeiten von Bienenprodukten liegen hier auf dem Gebiet der Prävention. Im akuten Krankheitsfall können sie die Symptome zwar lindern, aber keinesfalls heilen. Grundvoraussetzung zur Vermeidung von arteriosklerotischen Erkrankungen sind natürlich eine vernünftige Lebensweise mit ausgewogener Ernährung, genügend Bewegung und möglichst ein Verzicht auf Genussgifte wie Alkohol und Nikotin.

▶ Honig, Pollen, Gelée Royale und Propolis enthalten Wirkstoffe, die sich sehr günstig auf Herz, Kreislauf, Blutgefäße und Durchblutung auswirken.

▶ Neben der vorbeugenden täglichen Einnahme von Gelée Royale und Pollen empfiehlt sich ein Heilkräutertee aus Birkenblättern, Gartenraute, Melissenblättern, Wacholderbeeren und Weißdornblüten zu gleichen Teilen, der mit Honig gesüßt wird. Zusätzlich sollte man abends Brennnesseltee zur Blutreinigung trinken.

▶ Auch die tägliche Einnahme von jeweils 200 Milliliter Aloe-vera-Saft und Weizengrassaft hat sich bewährt. Optimieren lässt sich die Wirkung mit 200 Millilitern Kokosnusssaft pro Tag. Sie bekommen ihn in asiatischen Feinkostläden.

Ein vorbeugendes Mittel der Volksmedizin gegen Arterienverkalkung ist ein regelmäßiger Morgentrunk aus je einem Teelöffel Apfelessig und Honig, mit Wasser aufgefüllt. Bei empfindlichem Magen kann man das Getränk auch erst nach dem Frühstück zu sich nehmen.

Asthma

Symptome Pfeifende Atmung und starke Hustenanfälle, Engegefühl in der Brust, im fortgeschrittenen Stadium Atemnot bis hin zum Atemstillstand, bläuliche Verfärbung von Gesichtshaut und Lippen, Schweißausbrüche

Hauptursachen Mechanische Atemwegsreizungen, psychische Belastungen, allergische Reaktionen, Anschwellen der Schleimhäute in den Atemwegen, Verkrampfen der Bronchialmuskulatur

Behandlung mit der Bienenapotheke

▶ Um eine schnelle Stärkung des Körpers zu erreichen, sollten Asthmatiker grundsätzlich und dauerhaft Gelée Royale zu sich nehmen. Geeignet ist besonders auch das Kauwachs aus dem Bienenstock. Wabenhonig, der sich noch in verdeckelten und brutfreien Waben befindet, hilft ebenfalls sehr gut.

▶ Wirksam sind außerdem Holunder- und Huflattichsaft aus dem Reformhaus, denen man pro Glas 5 Tropfen Propolis zufügen sollte. Zur Behandlungsoptimierung nehmen Sie zusätzlich 3-mal täglich je 50 Milliliter Pollenwein Seedovin ein.

Asthmaanfälle können als eine Spätfolge von Heuschnupfen auftreten, also allergisch bedingt sein. Daher sollte man auch leichte Formen dieser Allergie nicht unbehandelt lassen, sondern die auslösenden Reizstoffe durch einen Test beim Arzt feststellen.

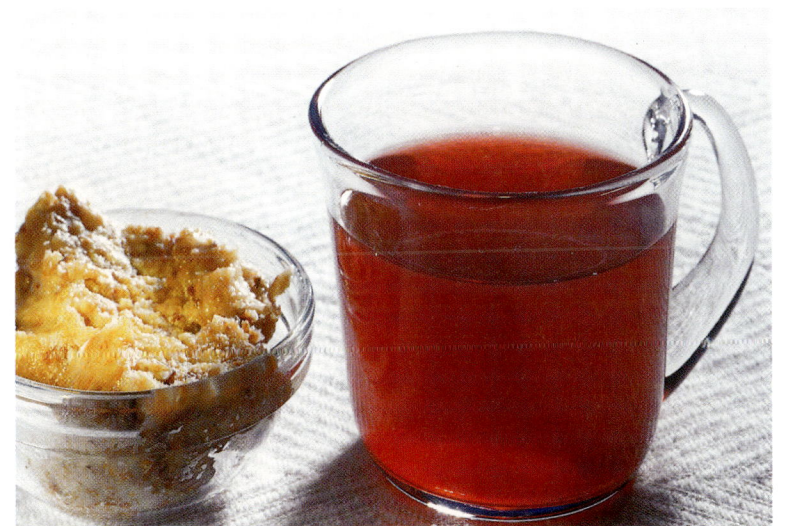

Reichliche Flüssigkeitszufuhr, auch in Form von Tees, ist bei asthmatischen Erkrankungen besonders wichtig. Bewährt hat sich außerdem das Kauen von Bienenwachs.

▶ Jeder Asthmakranke sollte sich möglichst salzarm und hauptsächlich von Obst und Gemüse ernähren.

▶ Wichtig bei der Bekämpfung dieser Krankheit ist natürlich die Beseitigung der chronischen Entzündung in den Atemwegen. Hierbei haben sich besonders die mit Honig gesüßten Tees aus Eibisch, Huflattich, Lungenkraut, Thymian, Wollblume, Brenn- und Taubnessel bewährt.

Diabetes mellitus (Zuckerkrankheit)

Diabetes mellitus ist zu einer regelrechten Zivilisationskrankheit geworden. Das Zuckerleiden grassiert nämlich vor allem in denjenigen Ländern, deren Ernährungsweise meist zu üppig und zu einseitig ist und in denen reichlich Genussgifte konsumiert werden.

Symptome Großer Durst, starker Harndrang, Nachlassen der körperlichen und geistigen Leistungsfähigkeit, Juckreiz, besonders im After- und Genitalbereich, Atem und Harn riechen nach Obst. Bei Nichtbehandlung kann es zu schweren Folgeerkrankungen kommen, z.B. Furunkelbildung, Arteriosklerose, Sehstörungen bis hin zur Erblindung, Nierenleiden und Stoffwechselvergiftung.

Hauptursachen Störung des Energiestoffwechsels, vor allem beim Abbau von Traubenzucker, durch eine angeborene oder erworbene Unterfunktion der Bauchspeicheldrüse, die zu wenig Insulin für die Senkung des Blutzuckerspiegels produziert, mangelnde Ansprechbarkeit des Organismus auf Insulin, Übergewicht, Bewegungsmangel, falsche Ernährung, Nikotin- und Alkoholmissbrauch.

Gelée Royale kann nach einigen Untersuchungen den Blutzucker regulieren, andererseits enthält es selbst auch Zucker, wenn auch nur in sehr geringer Menge. Ob es unterstützend bei Diabetes mellitus eingenommen werden kann, muss durch den Facharzt abgeklärt werden.

Behandlung mit der Bienenapotheke

▶ Natürlich muss der Zuckerkranke weitgehend auf den Genuss von Trauben- und Rübenzucker verzichten und sollte nur noch faserreiche Kost, sehr viel Salat und vor allem Wurzelgemüse zu sich nehmen.

▶ Ein sehr bewährtes Mittel als Dauerbehandlung bei Diabetes mellitus ist das Trinken von täglich 1 Tasse rohem Sauerkrautsaft mit 15 Tropfen Propolis. Zur Stärkung des Grundumsatzes und der Kondition nimmt man morgens 1 Gramm Gelée Royale ein. Zur Behandlungsoptimierung kann der Patient 3-mal täglich je 50 Milliliter Pollenwein Seedovin trinken.

▶ Mit Propolis angereichert, eignen sich folgende Kräutertees zur Behandlung der Zuckerkrankheit: Geißrautentee, Bohnenschalentee und Bockshornkleesamentee.

▶ Es hat sich in der Praxis erwiesen, dass 1 Teelöffel Zwiebelsaft mit einigen Tropfen Propolis, morgens auf nüchternen Magen eingenommen, die Blutzuckerwerte senken kann.

▶ Karibische Voodoopriester wenden folgendes Rezept an: Sie stellen einen Kaltauszug aus der auf Dominica heimischen grünen Zwergkaffeebohne her und vermischen ihn pro Dosis mit 15 Tropfen Propolis. Diesen Trunk nimmt der Zuckerkranke 3-mal täglich zu sich.

Diphtherie

Diese heimtückische Infektionskrankheit tritt in manchen Regionen Asiens, Afrikas und Lateinamerikas immer wieder als Epidemie auf; auch in Europa erkranken Menschen wieder häufiger daran.

Symptome Abgeschlagenheit, mäßiges Fieber, grauweiße Beläge in Nase, Rachen, am Kehlkopf oder auf einer Wunde

Hauptursachen Erreger sind Bakterien. Durch Kopplung mit einem Virus kommt es zur Bildung von Giftstoffen (Toxinen), die die Eiweißaufspaltung im Haut- und Schleimhautgewebe unterbrechen und die Zellen abtöten. Durch die Zerstörung der Gefäßwände können sich die Erreger im Körper ausbreiten.

Behandlung mit der Bienenapotheke

▶ Beim geringsten Verdacht auf Diphtherie ist sofort ein Arzt aufzusuchen! Das Toxin der Krankheitserreger kann Herz, Gefäße, Leber, Nieren und Zentralnervensystem schädigen und zum plötzlichen Tod (Sekundenherztod) oder schweren Nervenlähmungen führen.

▶ Ausschließlich zur Unterstützung der ärztlichen Diphtheriebehandlung dienen Hagebuttentee mit reichlich Honig und mit Propolis angereicherter Karottensaft. Zur Behandlungsoptimierung kann man 3-mal täglich je 50 Milliliter Pollenwein Seedovin trinken.

Der Anstieg von Diphtherieerkrankungen in Europa ist durch eine gewisse »Impfmüdigkeit« verursacht. Manche Mütter lassen ihre Kinder aus Sorge vor Nebenwirkungen nicht mehr impfen, in der Annahme, ein Ansteckungsrisiko bestehe hier zu Lande nicht mehr.

Drogensucht

Unter Drogen versteht man Substanzen, die nach ihrem Konsum bestimmte Verhaltensweisen oder Funktionen des Organismus verändern oder verhindern. Zu ihnen gehören nicht nur Rauschmittel wie Alkohol, Haschisch und Marihuana, Opium und Heroin sowie Kokain, sondern auch Giftstoffe und Arzneimittel oder synthetisch hergestellte Substanzen wie Ecstasy, die halluzinogen wirkende Designerdroge. Die häufigste Alltagsdroge in unserer Gesellschaft, die quasi »zum guten Ton« gehört, ist Alkohol – er spielt selbst bei Kindern ab zwölf Jahren schon eine Rolle. Im selben Alter fangen viele von ihnen auch mit dem Rauchen an.

Natürlich können Bienenprodukte eine Drogensucht weder verhindern noch heilen. Ihre kräftigende und aufbauende Wirkung in konzentrierter Form kann aber für den durch Suchtmittel geschwächten Organismus sehr wohl tuend sein.

Drogenabhängig, -süchtig oder -gewöhnt ist jemand, der körperlich und/oder psychisch großes oder unstillbares Verlangen nach dem jeweiligen Stoff hat. Bekommt er ihn nicht, reagiert er mit körperlichen und/oder psychischen Entzugserscheinungen. Diese Erscheinungen können so sehr allgemeinen Befindlichkeitsstörungen ähneln, dass der Betroffene manchmal gar nicht auf die Idee kommt, an einem richtiggehenden Entzug zu leiden.

Symptome Sie sind je nach Art der konsumierten Drogen sehr unterschiedlich. Einige Beispiele: erhöhtes Schlafbedürfnis, Appetitlosigkeit, Gewichtsverlust, gerötetes Gesicht, rote Augen, trockener Mund, auffällige Verhaltensänderungen wie Nervosität, Reizbarkeit, Aggressivität, Ängstlichkeit, Unausgeglichenheit, Interessenlosigkeit, Apathie, Konzentrationsschwäche, Leistungsabfall, Kontaktarmut oder Depressionen.

Hauptursachen Es gibt unzählige Gründe für eine Drogensucht. Psychische Probleme sind genauso der Auslöser wie Schwierigkeiten in der Familie, in der Schule, am Arbeitsplatz oder mit Freunden. Auch schwere Krankheiten oder sozialer Stress oder einfach die Unterschätzung der Suchtgefahr können in die Abhängigkeit führen.

Behandlung mit der Bienenapotheke

▶ Besonders wirksam sind Bienenprodukte als Unterstützung einer Entziehungskur. Der Organismus ist durch die Drogen sehr stark geschwächt. Auch die Entwöhnung verbraucht viel Energie. Die kann Gelée Royale, das natürliche »Kraftpaket«, in großen Mengen liefern.

▶ Regelmäßiges Essen von Äpfeln, starkes Würzen aller Speisen mit Majoran und insbesondere das Kauen von Wabenhonig sollen nach und nach eine Abneigung gegen alle Arten von Drogen erzeugen.

Durchblutungsstörungen

Symptome Einzelne Körperglieder sind kalt und blau, später blass bzw. weiß, Taubheitsgefühl, starke Schmerzen, an den Beinen: zum Teil geschlängelte und verhärtete Blutgefäße

Hauptursachen Arteriosklerose (Arterienverkalkung); Diabetes mellitus (Zuckerkrankheit), Gefäßverschluss durch Blutgerinnsel (Embolie, Thrombose), Krampfadern, Erfrierungen, Alkohol- und Nikotinmissbrauch, starkes Übergewicht

Behandlung mit der Bienenapotheke

▶ Trinken Sie vorbeugend und bei akuten Durchblutungsstörungen reichlich den reinen und mit Honig gesüßten Saft folgender Kräuter: Borretsch, Brennnessel, Erdbeere, weiße Taubnessel, Waldmeister und Wundklee. Zur Behandlungsoptimierung sollten Sie 3-mal täglich jeweils 50 Milliliter Pollenwein Seedovin einnehmen.

Durchfall

Symptome Krampfartige Bauchschmerzen, Rumoren im Darm, breiiger oder flüssiger Stuhl, großer Durst

Hauptursachen Darminfektion, Genuss von verdorbenen Speisen oder von verkeimtem Wasser, Vergiftungen (z. B. mit Alkohol oder auch Blei, Quecksilber etc.), Medikamentenmissbrauch, allergische Reaktionen

Behandlung mit der Bienenapotheke

▶ Ein reichlich mit Honig gesüßter Tee aus Wermutblättern, Anis, Kümmel und Salbei (jeweils 5 Gramm auf 1 Liter Wasser), tagsüber in

Unterstützend bei der Behandlung von Durchblutungsstörungen wirken tägliche Massagen mit stark verdünntem Apfelessig, dem ein Teelöffel Honig zugesetzt wurde. Außerdem werden dadurch die Haut gestrafft und das Bindegewebe gefestigt.

Durch Ablagerungen verengte Blutgefäße können zu einer Vielzahl von Beschwerden und auch zu schweren Krankheiten führen. Die Bienenprodukte leisten einen wertvollen Beitrag zur Gesunderhaltung der Kreislauffunktionen.

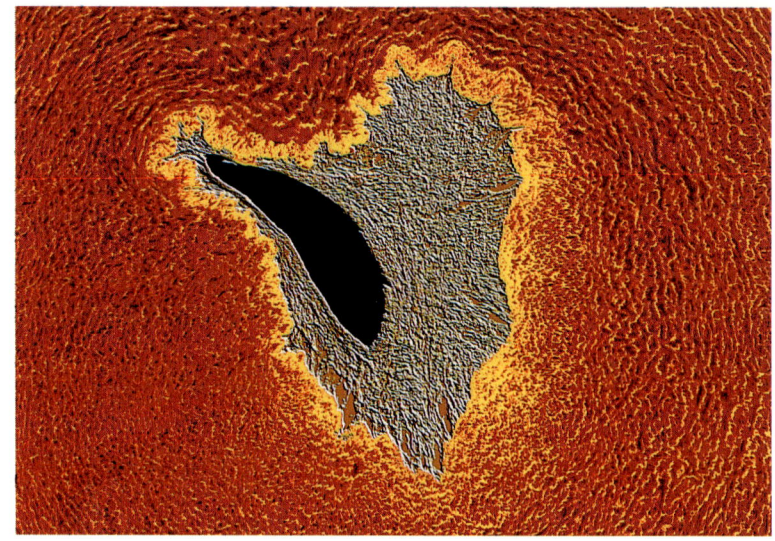

großen Schlucken getrunken, hilft sehr prompt. Nachts darf man diesen Tee aber auf keinen Fall trinken: Sobald der Körper nämlich länger in Ruhestellung war, hat der Tee die gegenteilige Wirkung – er führt ab. Zur Behandlungsoptimierung nehmen Sie 3-mal täglich jeweils 50 Milliliter Pollenwein Seedovin ein.

Dystonie, vegetative

Symptome Störung des normalen Spannungszustands der Muskeln und Gefäße, Kopfschmerzen, Magenbeschwerden, Herzstolpern, Schlafstörungen, Schwindelgefühle, Atemprobleme, Rückenschmerzen, sexuelle Störungen, Depressionen

Hauptursachen Starke körperliche Überanstrengung, Belastungen durch die Umwelt wie Lärm, Hektik oder großer Leistungsdruck, psychische Probleme, psychosozialer Stress wie ungelöste Konflikte; Infektionskrankheiten, Vergiftungen

Behandlung mit der Bienenapotheke

▶ Regelmäßiges Einnehmen von Pollen und Gelée Royale stärkt die Gefäße und hält sie elastisch.

Wenn seelische Anspannung durch Hektik, Probleme und Stress körperliche Beschwerden verursacht, nützt das Erlernen einer Entspannungsmethode z. B. nach Jacobson oder autogenes Training. Viele Menschen können nämlich nicht mehr von selbst zur Ruhe finden, sondern brauchen Hilfen, um abzuschalten.

▶ Bereiten Sie einen Aufguss aus je 5 Gramm Wacholder, Pfefferminze, Kalmus und Thymian auf 1 Liter Wasser, der reichlich mit Honig gesüßt wird. Diesen Tee sollten Sie mehrmals täglich trinken. Zur Behandlungsoptimierung nehmen Sie 3-mal täglich je 50 Milliliter Pollenwein Seedovin ein.

Embolie

Symptome Verstopfung eines Blutgefäßes durch körpereigene oder -fremde Substanzen. Sind Beine oder Arme betroffen, wird das entsprechende Glied blass und kalt und schmerzt stark, ist die Lunge betroffen, kommt es zu heftiger Atemnot, Panikgefühlen und atemabhängigen Schmerzen.
Hauptursachen Störungen der Blutzusammensetzung, Blutgerinnung in der Ader, Verschleppung eines Thrombus aus einer Beinvene

Behandlung mit der Bienenapotheke

▶ Die Behandlung einer Embolie gehört schnellstmöglich und ausschließlich in die Hände eines Arztes! Bienenprodukte können hier nur vorbeugend wirken. Als reine Prophylaxe hat sich mit Honig gesüßter Brennnesselsaft als eine alle 3 Monate durchzuführende Trinkkur bewährt. Ebenfalls eine gute Vorsorge: 3-mal täglich je 50 Milliliter Pollenwein Seedovin.

Entzündungen

Entzündungen können äußerlich auftreten an kleineren oder ausgedehnten Haut- oder Schleimhautbereichen, oder auch innere Organe, Knochen, Gelenke, Nerven und Sehnen betreffen.
Symptome Meist ortlich beschrankte Reaktion des Gewebes auf bakterielle, mechanische, chemische oder thermische Schädigungen, meist örtlich beschränkte Hautreizungen oder -ausschläge, Schwellungen, Juckreiz oder Schmerzen, oft verbunden mit Fieber
Hauptursachen Bakterienbefall, mechanische, chemische oder thermische Schädigungen

Wacholdersirup wurde früher häufig zu blutreinigenden Frühjahrskuren benutzt. Er regt den gesamten Stoffwechsel an, fördert die Magen-Darm-Tätigkeit und entschlackt. Man kocht dazu 100 Gramm Beeren mit 1/2 Liter Wasser weich und lässt die Flüssigkeit nach dem Abseihen stark einkochen. Der abgekühlte Sud wird mit 3 Esslöffel Honig verrührt.

Behandlung mit der Bienenapotheke

▶ Ein bewährtes Mittel bei Entzündungen ist Tee aus den Wurzeln der Wegwarte, auch Zichorie genannt: 1 Teelöffel dieser Wurzel wird zusammen mit einigen Tropfen Propolis kalt in 1 Liter Wasser angesetzt. Dazu gibt man 10 Gramm Aloe-vera-Frischzellenextrakt. Dieser Tee wird mit etwas Honig gesüßt und 3-mal täglich getrunken.

▶ Der Tee eignet sich auch als Auflage. Dazu bereiten Sie ihn als heißen Aufguss, dem Sie nach kurzem Abkühlen einige Tropfen Propolis zugeben. Die Auflage wird noch lauwarm vorsichtig auf die schmerzenden Stellen gelegt. Zur Behandlungsoptimierung trinken Sie 3-mal täglich jeweils 50 Milliliter Pollenwein Seedovin.

▶ 1 Teelöffel Pollen pro Tag beschleunigt den Heilungsprozess.

Die zarten blauen Blüten der Wegwarte schmücken im Sommer fast jeden Straßenrand. Dem Volksmund nach soll ein blauäugiges Mädchen so lang vergeblich am Weg auf ihren untreuen Liebsten gewartet haben, bis sie in diese Pflanze verwandelt wurde.

Erschöpfungszustände

Symptome Dauerndes Schlafbedürfnis trotz ausreichender Nachtruhe, massiver körperlicher und geistiger Leisungsabfall, ständiges Kränkeln, häufige Muskel- und Kopfschmerzen

Hauptursachen Physischer und/oder psychischer Dauerstress, chronische Krankheiten, massive Schlafstörungen

Behandlung mit der Bienenapotheke

▶ Natürlich ist jede Behandlung von Erschöpfungszuständen sinnlos, wenn nicht auch ihre Ursachen bekämpft werden. Die Dauerkur mit Gelée Royale ist aber eine Stärkung des gesamten Organismus.

▶ Sanddorntee und Tausendgüldenkrautaufguss, mit reichlich Honig gesüßt, oder die Einnahme von pulverisierter Ginsengwurzel sind bewährte Hilfsmittel gegen Erschöpfung. Zur Behandlungsoptimierung trinken Sie 3-mal täglich je 50 Milliliter Pollenwein Seedovin.

Fettsucht

Symptome Das Normalgewicht wird um mindestens 20 Prozent überschritten, Störungen von Herz- und Kreislaufsystem: Herzschwäche, Bluthochdruck, Venenentzündungen, Thrombosen etc.,

Hautreizungen durch übermäßiges Schwitzen, erhebliche Verdauungsprobleme, Stoffwechselstörungen mit Gefahr von Diabetes mellitus (Zuckerkrankheit)

Hauptursachen Gewohnheitsmäßiges überreichliches Essen, psychische Belastungen; in sehr seltenen Fällen: Erkrankung innerer Drüsen; angeborene Fettsucht gibt es nicht.

Behandlung mit der Bienenapotheke

▶ Die Bekämpfung dieses Leidens setzt natürlich voraus, dass sich der Betroffene streng an einen vernünftigen Speiseplan hält und sich regelmäßig und ausreichend bewegt.

▶ Obwohl Gelée Royale eine ausgesprochene Kraftnahrung ist, kann es einen wichtigen Beitrag zur Behandlung der Fettsucht leisten.

▶ Bereiten Sie einen Aufguss aus 200 Gramm Artischockenblättern, 40 Gramm Mais, 10 Gramm Pflaumenbaumblättern und 40 Gramm gehackten Schlehenstrauchzweigen auf 1 Liter Wasser. Davon trinken Sie täglich 2 Tassen über 6 Wochen hinweg. Zur Behandlungsoptimierung nehmen Sie 3-mal täglich jeweils 50 Milliliter Pollenwein Seedovin ein.

▶ Folgende Kur soll einen Gewichtsverlust bis zu 6 Kilogramm pro Woche bringen: 3-mal täglich nimmt man einen Drink aus Aloe-vera-Frischzellenextrakt, Papaya, Bananen und Mangoextrakt zu sich. Zum Abendbrot isst man Seespinat mit Salatdressing, eine dem Spinat sehr ähnlich sehende Algenart. Man bekommt ihn in asiatischen Feinkostgeschäften.

Die exotischen Papayafrüchte enthalten wie frische Ananas reichlich Enzyme, die bei einer Diät gegen Übergewicht sehr wirkungsvoll das Abnehmen beschleunigen sollen.

Fieber

Symptome Normale Körpertemperatur: bis 37,5 °C, erhöhte Temperatur: 37,6 bis 38 °C (rektal gemessen), Fieber: 38,1 bis 39,9 °C, hohes Fieber: ab 40 °C; über 42 °C besteht Lebensgefahr bzw. das Risiko einer Schädigung wichtiger Organe

Hauptursachen Generell ist Fieber Ausdruck einer gesteigerten Körperabwehr und ein Begleitsymptom vieler Krankheiten, am häufigsten in Verbindung mit Infektionen.

Behandlung mit der Bienenapotheke

▶ Fieber dient der möglichst schnellen Vernichtung oder Ausscheidung von in den Organismus eingedrungenen Krankheitserregern. Deshalb sollte man Fieber bis 39 °C generell nicht unterdrücken.

▶ Zum Senken von hohem Fieber eignen sich fast alle schweißtreibenden Heilpflanzen. Besonders gut ist der Absud von Silberweidenrinde: Man gibt 30 Gramm auf 1 Liter Wasser und süßt den Tee nach dem Abkühlen mit Honig.

▶ Ebenfalls fiebersenkend wirkt die Einnahme von angewärmtem rotem Johannisbeersaft. Zur Behandlungsoptimierung trinkt man 3-mal täglich je 50 Milliliter Pollenwein Seedovin.

▶ Fieber kostet den Körper Kraft. Die konzentrierte Einnahme von allen Produkten aus dem Bienenstock empfiehlt sich daher besonders.

Rasche Wirkung gegen hohes Fieber zeigen besonders bei Kindern die altbewährten Wadenwickel. In kaltes Wasser getauchte und ausgedrückte Handtücher werden um die Waden des Patienten gewickelt und eventuell erneuert, wenn sie sich erwärmt haben.

Frauenleiden

Allein schon die Tatsache, dass Frauenleiden in ihrer Behandlung eine spezielle Fachrichtung der Medizin, die Gynäkologie, darstellen, weist auf ihre zahlreichen Ursachen und Erscheinungsformen hin.

Es ist daher in diesem Ratgeber nicht möglich, spezielle Frauenleiden abzuhandeln – sie würden ein eigenständiges Buch erfordern. Generell sind aber die Produkte aus dem Bienenstock auch auf diesem Gebiet sehr hilfreich.

Behandlung mit der Bienenapotheke

▶ Frauen werden durch die Menstruation geschwächt. Regelmäßiges Einnehmen von Gelée Royale, Pollen und Propolis fördern allgemein die Widerstandskraft des Körpers und gleicht auch die monatlichen Blutverluste aus.

▶ Als besonders wohl tuend haben sich Moor- und Schwefelbäder, die man mit Honig anreichert, bei der Behandlung von Frauenleiden erwiesen. Kaufen Sie fertige Bädermischungen im Reformhaus oder im Gesundheitsfachhandel, und geben Sie pro Vollbad 4 bis 5 Esslöffel Honig dazu. Sie eignen sich im akuten Fall genauso wie zur Vorbeugung gegen Beschwerden.

▶ Nicht wissenschaftlich untersucht, aber in der Praxis erfolgreich, sind Pollenkuren in Meeresklima.

Frostbeulen

Symptome Meist an den Unterschenkeln und Zehen auftretende, unscharf begrenzte, rötlich violette, leicht erhabene Knoten
Hauptursachen Schlechte Durchblutung, Bewegungsmangel, niedrige Temperaturen, seltener: Frost

Behandlung mit der Bienenapotheke

▶ Regelmäßiges Einnehmen von Gelée Royale und Propolis fördert die Durchblutung, ist also eine gute Vorbeugung gegen dieses Leiden. Zur Behandlungsoptimierung trinkt man 3-mal täglich je 50 Milliliter Pollenwein Seedovin. Lesen Sie außerdem den Abschnitt »Durchblutungsstörungen«, Seite 57.
▶ Auch mit Honig gesüßte Blutreinigungstees sind hilfreich.
▶ Aufgüsse aus Knoblauch, weißer Rübe, Meerrettich und Eiche, die mit einigen Tropfen Propolis angereichert werden, sind ausgesprochen wohl tuend.

Furunkel

Symptome Entzündung eines Haarfollikels und seiner Talgdrüse; zunächst harte, gerötete, eitergefüllte und sehr schmerzempfindliche Schwellung der Haut, nach dem Eiterdurchbruch wird das durch Bakteriengifte zerstörte Gewebe nach außen abgestoßen, unter manchmal erheblicher Narbenbildung heilt die zurückbleibende »Höhle« schließlich aus.
Hauptursachen Bakterien, meist Staphylokokken, dringen durch Haarbalg und Talgdrüse in die Haut ein.

Behandlung mit der Bienenapotheke

▶ In Breiform ist mit Honig angereicherter Bockshornklee ein bewährtes Mittel gegen Furunkel. Für seine Herstellung nimmt man

Gegen Furunkel helfen auch Umschläge mit heißem, gequollenem Leinsamen, den man in einen Leinenbeutel füllt und auf die betroffene Hautstelle legt. Der Eiterdurchbruch wird beschleunigt, was zur besseren Abheilung führt.

den Samen des Bockshornklees, der zu Pulver vermahlen werden muss. Dieses Pulver bekommt man auch in Reform- oder Kräuterhäusern. Seine Menge richtet sich nach der Größe der zu behandelnden Stellen. Übergießen Sie es mit kochendem Wasser; nach dem Abkühlen wird der Masse so lange Honig beigemengt, bis ein dicker Brei entstanden ist. Geben Sie in diesen Brei 30 Tropfen Propolis und 5 Milliliter Aloe-vera-Frischzellenextrakt, und streichen Sie ihn auf einen Leinenlappen. Damit werden die Furunkel für mehrere Stunden abgedeckt. Bei regelmäßiger Anwendung bewirkt diese Auflage ihr sanftes Abheilen. In sehr vielen Fällen verhindert der Aloe-vera-Frischzellenextrakt außerdem die Narbenbildung.

Bei schmerzenden Füßen durch Blasen oder Wundstellen kann Propolistinktur in einem Fußbad nicht nur den Schmerz lindern, sondern auch ihre antiseptische Kraft entfalten.

Fußschmerzen

Symptome Schwellungen, Hornschwielen, Hautrötungen, Schmerzen beim Gehen

Hauptursachen Angeborene Fehlstellungen der Füße, Deformationen und Druckstellen durch falsches Schuhwerk, Muskelschwäche, Übergewicht, Entzündungen, Überanstrengung

Behandlung mit der Bienenapotheke

▶ Unsere Füße sind tagtäglich großen Belastungen ausgesetzt. Man sollte sie daher grundsätzlich sorgfältig pflegen und insbesondere auf gutes Schuhwerk in der richtigen Länge und Weite achten. Das Material muss ausreichend Luft an die Füße lassen.

▶ Mit Fußbädern kann man sein Laufwerkzeug generell pflegen und kräftigen. Dazu baden Sie Ihre Füße über 2 Monate hinweg täglich morgens und abends für mindestens 10 Minuten in einem Heißauszug aus je 15 Gramm Ackerdistel, Goldrute, Heidnisch Wundkraut, Kreuzblume, Salbei, Wegerich, Weiderich und Wiesengeißbart, den Sie in etwa 8 Liter warmes Wasser gegeben und mit 25 Tropfen Propolis angereichert haben.

▶ Überanstrengte, geschwollene Füße hören schnell auf zu schmerzen, wenn man 1 Hand voll Meersalz und 25 Tropfen Propolis in ein warmes Fußbad rührt.

▶ Nach dem Bad sollten die Füße gründlich eingepudert werden. Das beugt Schweißbildung vor und verringert außerdem ihre Druckempfindlichkeit.

Gallensteinleiden

Symptome Schmerzen im rechten Oberbauch, die häufig in den Rücken ausstrahlen, Fettunverträglichkeit, manchmal Übelkeit und Appetitlosigkeit; in der Folge kann es zur Gallenkolik mit großen Schmerzen kommen.

Hauptursachen Zu fette und/oder zu stark gewürzte Speisen, hoher Kaffeekonsum, Störung der Verdauungsfunktionen; Auskristallisieren von Gallenfarbstoffen und -säuren zu Steinen in der Gallenblase. Blockieren Steine die Gallengänge, ziehen sich ihre Muskeln krampfartig zusammen und lösen eine Kolik aus.

Behandlung mit der Bienenapotheke

▶ Die Behandlung von Gallenblasenleiden ist auch mit der Apitherapie eine sehr langwierige und schwierige Angelegenheit. Sie kann aber im akuten Fall zumindest eine gewisse Linderung bringen.

Gallen- und Blasensteine müssen heute nur noch selten operiert werden. Wenn sie sich nicht von selbst oder durch Medikamente auflösen, kann sie der Arzt von außen durch Druckwellen zertrümmern.

Fußbäder sind immer eine Wohltat. Sie pflegen nicht nur geplagte Füße, sondern sorgen auch für körperliche und geistige Entspannung.

65

▶ Nach einer Gallenkolik sollte man sich mit Gelée Royale und Honig stärken und 3-mal täglich je 50 Milliliter Pollenwein Seedovin einnehmen.

▶ Ansteigende Sitzbäder mit Kamille, Alant und Honig wirken gegen die intensiven Schmerzen.

▶ Teeaufgüsse mit je 5 Gramm Alant, Artischocke, großer Klette, Löwenzahn, Schafgarbe, Tausendgüldenkraut, Wasserdost und Wermut mit 1/2 Teelöffel Pollen auf 2 Liter Wasser, 3-mal täglich jeweils vor dem Essen, sind ausgesprochen wohl tuend. Auch wenn man sich wieder beschwerdefrei fühlt, sollte dieser Tee noch mindestens 14 weitere Tage lang getrunken werden.

Chronische Gastritis ist bei manchen Menschen die typische Reaktion auf Dauerstress. Der Magen produziert dann zu viel Säure, die die Schleimhäute angreift und dort zu schmerzhaften Geschwüren führen kann.

▶ Vorbeugend kann man täglich eine Mischung aus 100 Milliliter Aloe-vera-Saft und 100 Milliliter Weizengrassaft, gesüßt mit Lavendelhonig, trinken.

Gastritis (Magenschleimhautentzündung)

Symptome Magenschmerzen bis hin zu -krämpfen, Appetitlosigkeit bzw. Widerwillen gegen Nahrung, Übelkeit mit Brechreiz, belegte Zunge, manchmal Durchfälle, eventuell leichtes Fieber

Hauptursachen Zu kalte oder zu heiße Speisen, stark Zuckerhaltiges, Alkoholmissbrauch, zu hoher Zigarettenkonsum, schleimhautreizende Medikamente

Behandlung mit der Bienenapotheke

▶ Die krampfartigen Schmerzen können durch warme Apfelessigwickel mit Honig gelindert werden.

▶ Eine Erfolg versprechende Gastritiskur sollte mindestens 6 Wochen dauern. Dafür stellen Sie einen Teeaufguss aus je 10 Gramm Wermutblättern, Enzianwurzel, Wegwarte und Johanniskraut auf 1 Liter Wasser her und fügen 15 Tropfen Propolis hinzu. Zur Behandlungsoptimierung nehmen Sie 3-mal täglich je 50 Milliliter Pollenwein Seedovin ein.

▶ Ein Rezept aus Venezuela: Man gibt 10 Tropfen Kümmelsaft auf 1 Esslöffel Honig und lässt diese Mischung im Mund zergehen.

Gelbsucht

Die Gelbsucht ist keine Krankheit im eigentlichen Sinne, sondern Symptom einer anderen Erkrankung, sehr häufig einer der Leber (z. B. Hepatitis). Außerdem tritt sie auch als Begleiterscheinung von Infektionen auf.

Symptome Durch eine hohe Konzentration von Gallenfarbstoffen im Blut kommt es zu einer Gelbfärbung der Augenbindehaut, oft auch der Schleimhäute und der gesamten Haut am Körper, dunkle Verfärbung des Harns, lehmige Verfärbung des Stuhls, gelegentlich Juckreiz, Fieber, Erbrechen, Durchfall bzw. Verstopfung.

Hauptursachen Erkrankung der Leber, Erkrankung der Gallenwege, vermehrter Blutzerfall

Behandlung mit der Bienenapotheke

▶ Folgender Aufguss, der mindestens 6 Wochen lang 3-mal täglich getrunken werden muss, kann die ärztliche Behandlung unterstützen: Geben Sie je 5 Gramm Betunien- und Erdbeerblätter, blaue Anemone, Katzenschwanz und Tausendgüldenkraut auf 2 Liter Wasser. Diesem Tee fügen Sie nach dem Erkalten 4 Gramm Gelée Royale hinzu. Zur Behandlungsoptimierung können Sie 3-mal täglich je 50 Milliliter Pollenwein Seedovin einnehmen.

> **Bei Gelbsucht durch eine Lebererkrankung soll Propolis die Erreger der Hepatitis hemmen und durch Stärkung der Abwehrkräfte oft eine rasche Abheilung der entzündlichen Vorgänge bewirken.**

Gicht

siehe »Rheumatische Erkrankungen«, Seite 89ff.

Grippe

Symptome Fieber, Kopf- und Gliederschmerzen, entzündete Schleimhäute, Schnupfen, Heiserkeit; möglich: schwere Folgeerkrankungen von Lunge, Herz, Kreislauf, Zentralnervensystem, Leber oder auch der Nieren

Hauptursachen Sehr wandlungsfähige Influenzaviren vom Typ A, B oder C; Typ A ist am weitesten verbreitet und ruft die schwersten Erkrankungen, häufig als Epidemien, hervor. Zusätzlich: Kältereize, geschwächte Immunabwehr des Körpers

Behandlung mit der Bienenapotheke

▶ Viele Imker berichten, dass sie durch den häufigen Genuss von Bienenprodukten selten oder gar nicht mehr an Grippe erkranken.

▶ Hilfreich für die Behandlung ist ein Aufguss aus je 15 Gramm Spitzwegerich, Zinnkraut, Wermut und 2 Gramm Arnika auf 2 Liter Wasser, dem Sie 15 Tropfen Propolis hinzufügen, reichlich mit Honig süßen und über den Tag verteilt trinken.

Gürtelrose (Herpes zoster)

Symptome Bildung von Bläschen oder Blasen in Gruppen, die in allen Hautzonen, nicht nur im Gürtelbereich, auftreten können; meist ist nur eine Körperhälfte betroffen, heftige, brennende Schmerzen, leichtes Fieber

Hauptursachen Erreger sind Varicella-zoster-Viren, die sich in den Nervenwurzeln des Rückenmarks festsetzen und Entzündungen in den Nervensträngen auslösen; erheblich geschwächtes Immunsystem (z. B. durch Einnahme entsprechender Medikamente, Chemotherapie bei Krebserkrankungen, AIDS)

Behandlung mit der Bienenapotheke

▶ Die in allen Bienenprodukten enthaltenen Enzyme und B-Vitamine können die Gürtelrose schneller zum Abklingen bringen. Zur Behandlungsoptimierung kann man 3-mal täglich je 50 Milliliter Pollenwein Seedovin trinken.

▶ Von innen lässt sich die Krankheit durch mit reichlich Honig gesüßtem Brennnesseltee bekämpfen.

▶ Äußerlich empfehlen sich Auflagen mit frischen, klein geschnittenen Kartoffeln und Huflattichblättern, denen man einige Tropfen Propolis zugibt.

▶ Aus Jamaika stammt die Methode, Kampfer, Honig und Aloe-vera-Frischzellenextrakt für Auflagen zu verwenden.

Die äußerst schmerzhafte Gürtelrose wird von demselben Virus ausgelöst, das auch die bekannten Windpocken hervorruft. Es ruht im Nervensystem der meisten Menschen und wird durch bestimmte Reize, wie eine geschwächte Abwehr, aktiv.

Haarausfall

Symptome Verlust von Kopfhaar oder Barthaar, seltener: Verlust von Augenbrauen, Achsel- und Schamhaar, in extremen Fällen Verlust der gesamten Körperbehaarung

Hauptursachen Weitgehend noch unerforscht; bekannt sind: schwere Infektionskrankheiten, chronische Leiden wie Tuberkulose oder Morbus Basedow, Vergiftungen, z. B. mit Quecksilber, Thallium oder Arsen, Chemo- und Strahlentherapie zur Krebsbekämpfung, ererbte Veranlagung. Vermutet werden u. a.: nervöse Störungen, Hormonschwankungen, akuter Zinkmangel, Autoimmunreaktionen und Allergien (besonders bei Alopecia totalis, dem totalen Haarverlust)

Behandlung mit der Bienenapotheke

▶ Das Problem Haarausfall ist von der Wissenschaft noch weitestgehend ungeklärt. Auch von den Bienenprodukten kann man leider keine Wunder erwarten. Generell kräftigend, Mangelzustände ausgleichend und die Immunabwehr stärkend wirkt aber die regelmäßige Einnahme von Gelée Royale, Pollen und Ginsengwurzel mit Honig.

▶ Aus 10 Gramm Weizenkeimöl, 2 Gramm Kalmus, 5 Gramm Kapu-

Es gibt auch ein Shampoo mit Gelée Royale auf dem Markt, das von der Firma Natura House unter dem Markennamen »Herbal« in Reformhäusern erhältlich ist und bei Haarausfall und kraftlosem Haar empfohlen wird.

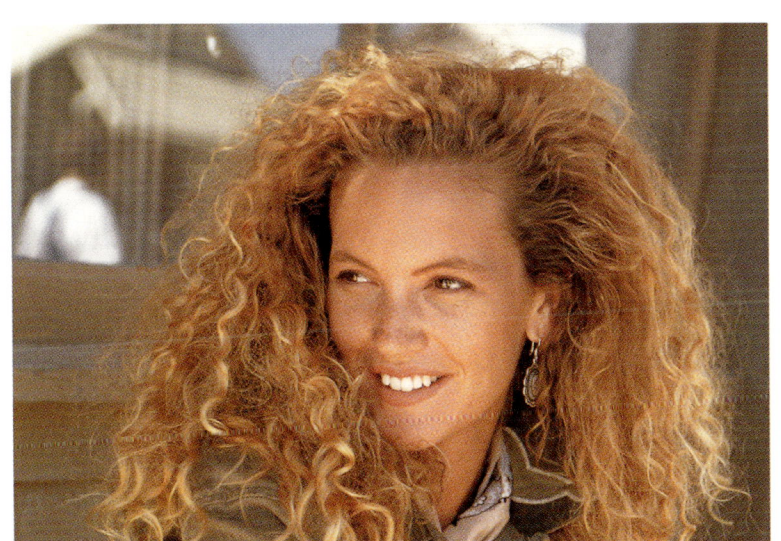

Krankhaften Haarausfall können auch Bienenprodukte nicht heilen. Immerhin sorgen sie aber für schönen Glanz und Spannkraft im Haar.

zinerkresse, 12 Gramm Klette, 10 Milliliter Aloe-vera-Frischzellenextrakt und 5 Tropfen Propolis lässt sich leicht ein Haaröl herstellen, das die Durchblutung der Kopfhaut anregt und den Haarwuchs fördern soll.

Halsschmerzen

Symptome Rachenrötung, Kratzen im Hals, Schluckbeschwerden
Hauptursachen Zugluft, Unterkühlung, geschwächtes Immunsystem, Angina, als Begleitsymptom bei Schnupfen und Infektionskrankheiten wie Grippe, Scharlach, Diphtherie etc.

Behandlung mit der Bienenapotheke

▶ Gegen die Abwehrschwäche des Körpers nimmt man Gelée Royale und Aloe-vera-Saft ein.
▶ Schnelle Abhilfe schaffen Gurgellösungen aus Salbei oder Kamille, die reichlich mit Honig gesüßt sein sollten. Auch eine Mischung aus Wasser, echtem Meersalz und einigen Tropfen Propolis ist ausgesprochen wohl tuend.

Großmutters Hausmittel warme Honigmilch hilft ausgezeichnet bei rauhem, schmerzendem Hals. Allerdings sollte der Honig erst zugesetzt werden, nachdem die Milch auf 38 °C abgekühlt ist, um seine wertvollen Inhaltsstoffe zu schonen.

Hämorrhoiden

Symptome Afterjucken, Verstopfungen, Blutungen und Schmerzen beim Stuhlgang, Blutspuren im Stuhl, Schmerzen beim Sitzen
Hauptursachen Krampfaderähnliche Erweiterungen der Venengeflechte am After, die durch das Pressen beim Stuhlgang vergrößert und schließlich auch außen sichtbar werden können, falsche Ernährung, Übergewicht, chronische Verstopfung, vorwiegend sitzende Tätigkeit, Alkoholmissbrauch, angeborene Schwäche der Blutgefäßwände, seltener: innere Krankheiten, z. B. der Leber

Behandlung mit der Bienenapotheke

▶ Zur schnellen Schmerzlinderung kann man 1 Hand voll frische Holunderblüten oder Petersilie, jeweils mit Honig vermengt, auf die betroffenen Stellen streichen.

▶ Eine 14-tägige Sitzbadkur (jeweils abends) in einem Heublumenabsud, dem 30 Tropfen Propolis beigemengt wurden, kann Hämorrhoiden zum Schrumpfen bringen.

Harnwegsinfektionen

Symptome Vermehrter Harndrang, Brennen beim Wasserlassen, Schmerzen im Unterbauch, gelegentlich Fieber

Hauptursachen Häufig von Bakterien ausgelöste Entzündung der harnableitenden Organe, mangelnde Hygiene: Erreger können vom Enddarm in den Harntrakt wandern; Geschlechtskrankheiten, Ansteckung mit verkeimtem Blut, Harnsteine, Blasentumor, Fehlbildung der Harnwege

Behandlung mit der Bienenapotheke

▶ Trinken Sie täglich 2 Liter eines Aufgusses aus jeweils 10 Gramm Odermennig, Knoblauch, Borretsch, Anis und Rettich, der reichlich mit Honig gesüßt wird. Zur Behandlungsoptimierung nehmen Sie 3-mal täglich je 50 Milliliter Pollenwein Seedovin ein. Da Harnwegsinfektionen schnell chronisch werden können, sollte man diese Anwendung kurmäßig über einen Zeitraum von 6 Wochen durchhalten.

▶ Unterstützen lässt sich die Behandlung durch regelmäßige Sitzbäder mit Kamille, Propolis und Aloe-vera-Saft.

Die Goldrute, die im Volksmund auch Heidnisch Wundkraut heißt, ist wegen ihrer stark wassertreibenden Wirkung bei Blasenentzündung heilsam. Neben dem getrockneten Kraut für Tee gibt es auch eine Tinktur, von der man 3-mal täglich je 30 Tropfen nehmen sollte.

Herzinfarkt

Symptome Plötzlicher, starker Schmerz in der Herzgegend, der oft in den linken Arm ausstrahlt, Pulsbeschleunigung, Ansteigen der Körpertemperatur, kühle, blasse Haut, Schweißausbruch, Panikgefühle bzw. Todesangst, Schwächeanfall bis hin zur Ohnmacht, im schlimmsten Fall Herztod

Hauptursachen Völliger Verschluss eines Herzkranzgefäßes, meist durch ein Blutgerinnsel, selten durch ein sehr intensives Erschrecken, Absterben eines Herzmuskelbezirks, Angina pectoris, Arteriosklerose, Bluthochdruck, Diabetes mellitus, Fettstoffwechselstörungen, hoher

Zigarettenkonsum, falsche Ernährung, Bewegungsmangel, Übergewicht, physischer und/oder psychischer Stress

Behandlung mit der Bienenapotheke

▶ Natürlich muss bei den geringsten Anzeichen für einen Herzinfarkt schnellstens ein Arzt verständigt werden! Die Chancen der Bienenprodukte liegen hier wieder im Bereich der Prävention. Beachten Sie bitte auch die bereits beschriebenen Rezepte gegen Arterienverkalkung und Durchblutungsstörungen – diese Erkrankungen gehören ja zu den Risikofaktoren für einen Herzinfarkt.

▶ Das so genannte Honigwasser – also Wasser oder auch Kamillentee, in dem Honig aufgelöst wurde – eignet sich hervorragend zur Herzstärkung, zur Beruhigung bei Herzrasen oder zur Anregung der Herzfunktionen. Zur Behandlungsoptimierung trinkt man 3-mal täglich je 50 Milliliter Pollenwein Seedovin.

▶ Regelmäßiges Einnehmen von Pollen beeinflusst den Vitaminhaushalt und schließt Mangelerscheinungen praktisch aus.

▶ Kräftigend auf den Herzmuskel wirken auch Gelée Royale und Kürbiskernextrakt.

Heuschnupfen

siehe »Allergien«, Seite 47f.

Hühneraugen

Symptome Übermäßige Verhornung an den Zehen, die zapfenförmig nach innen wächst, Schmerzen bei Druckbelastung, gelegentlich Entzündung der betroffenen Zehe

Hauptursachen Reaktion des Fußgewebes auf dauernden Druck, zu enge Schuhe, zu hohe Absätze, gelegentlich Fußknochenleiden

Behandlung mit der Bienenapotheke

▶ Eine sehr wirksame Behandlung der Hühneraugen ist das Beträufeln der erkrankten Fußstelle mit reichlich warmem Bienenwachs.

Ein typisches Zeichen für eine gestörte Durchblutung sind mit blassen und blau-rötlichen Flecken marmorierte Handrücken und kalte Fingerspitzen bei normal warmer Zimmertemperatur.

Dadurch werden die Hühneraugen versiegelt, haben keine Möglichkeit zur Atmung und sterben meist nach 2 bis 3 Tagen ab. Diese Methode birgt allerdings eine Gefahr in sich: Hühneraugen kehren grundsätzlich wieder, wenn ihre häufigste Ursache nicht beseitigt wird, wenn man also weiterhin drückendes Schuhwerk trägt.

▶ Radikal und leider auch schmerzhaft ist eine Behandlungsmethode, die aus Haiti stammt: Der frisch gepresste Saft einer Knoblauchzehe wird mit Honig gemischt und auf das Hühnerauge getupft. Es wird durch diese aggressive Flüssigkeit quasi weggeätzt – eine hochgradig wirksame, aber auch stark hautreizende Prozedur.

▶ Schonender ist es, Efeu- und Schöllkrautblätter 2 Tage lang in Essig einzulegen, aus dem Sud und Honig einen Brei herzustellen und diesem etwa 30 Tropfen Propolis sowie 20 Milliliter Aloe-vera-Frischzellenextrakt hinzuzufügen. Man bestreicht damit ein Pflaster, das man auf das Hühnerauge klebt.

Schöllkraut wird seit alters zur Behandlung von Hühneraugen und Warzen benutzt. Es gehört zu den Mohnpflanzen und enthält einen milchigen Saft mit starken Alkaloiden, der die Haut aufweicht und keinesfalls eingenommen werden darf.

Husten

Symptome Kräftige Atemausstöße zur Abwehr von Reizstoffen, oft schleimartiger Auswurf, Halskratzen oder -brennen, Heiserkeit, Atemnot, bei krampfartigen Anfällen Blaufärbung im Gesicht und akute Atemnot

Hauptursachen Eindringen von Reizstoffen oder Fremdkörpern in die Atemwege, z.B. Schleim, Staub, Rauch oder Flüssigkeit; Grippe, Schnupfen, starkes Rauchen, chronisches Lungen- oder Bronchialleiden, Tuberkulose, Kehlkopferkrankung, Keuchhusten, Asthma bronchiale, Lungenabszess

Behandlung mit der Bienenapotheke

▶ Husten befördert störende Reizstoffe aus den Atemwegen, ist also ein durchaus sinnvoller Vorgang. Das gilt selbstverständlich nicht für solche Arten mit zum Teil blutigem Auswurf, die zur Verkrampfung der Muskulatur und zu akuter Atemnot führen können.

▶ Die Auswurfkraft des normalen Hustens sollte man aber unterstützen. Hierfür ist ein Sirup aus Ysop besonders geeignet. Er wird herge-

Tee aus Huflattichblättern und Honig ist ein altes Hausmittel zur Husten-bekämpfung. Schon der botanische Name des Huf-lattich, Tussilago farfara, weist darauf hin: Tussis bedeutet Husten.

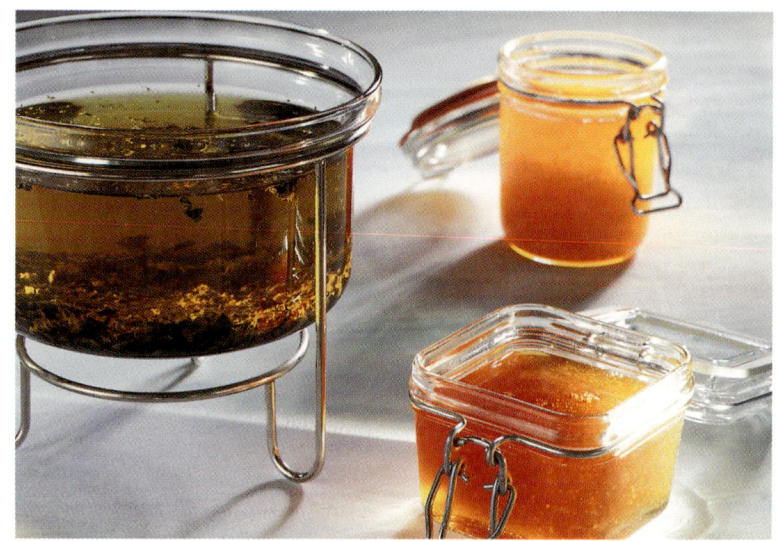

stellt aus 60 Gramm Ysopblüten, die man in 1/2 Liter kochendes Wasser gibt. Die Flüssigkeit nimmt man nach etwa 1 Minute von der Kochstelle und lässt sie zugedeckt 6 Stunden lang ziehen. Dann wird sie sorgfältig abgeseiht und mit 750 Gramm Honig sowie 20 Tropfen Propolis vermischt. Je nach Bedarf kann man einige Stücke Waben-honig hinzufügen. Das Ganze wird dann sehr gründlich und kräftig miteinander verrührt. Die Masse füllt man in Gläser ab und bewahrt sie kühl und dunkel auf. Während der Erkrankung nimmt man täglich einige Esslöffel davon zu sich.

▶ Zur Beruhigung des schmerzenden und schlafraubenden Hustens eignet sich ein Tee aus 10 Gramm Huflattich, den man mit 1/4 Liter kaltem Wasser ansetzt, kurz aufkocht und dann 15 Minuten lang zie-hen lässt. Dann süßt man ihn mit reichlich Honig und trinkt ihn in kleinen Schlucken. Zur Behandlungsoptimierung kann man 3-mal täglich je 50 Milliliter Pollenwein Seedovin einnehmen.

Eine Mischung aus Honig und Pollen, auf ein Tuch gestrichen, soll als Hals-wickel heilsam wirken bei Husten durch eine Erkrankung der Bron-chien oder auch bei allergischem Asthma.

Impotenz

Dieses Wort bezeichnet allgemein die Unfähigkeit des Mannes zum Geschlechtsverkehr, weil es zu keiner Erektion des Penis oder zu keiner Ejakulation kommt. Impotenz hat nichts zu tun mit gelegentlichen Erektionsstörungen oder gar einer Zeugungsunfähigkeit.

Hauptursachen Fortgeschrittenes Lebensalter, Probleme in der Partnerschaft, psychischer und/oder physischer Stress, Erschöpfungszustände, organische Leiden wie Diabetes mellitus, Leberschäden, Schilddrüsenunterfunktion, Bluthochdruck, Asthma oder Peniserkrankungen, hoher Alkoholkonsum, Drogensucht, Nikotinmissbrauch, Medikamente

Behandlung mit der Bienenapotheke

▶ Generell steigern alle Bienenprodukte die körperliche Leistungskraft als solche.

▶ In der Karibik gibt es eine 4-Wochen-Kur, die müde Männer munter machen soll: Dazu werden 5 Gramm Bois-Bondee-Rinde in 100 Milliliter Wasser gekocht und etwa 15 Minuten stehen gelassen. In die erkaltete und durchgesiebte Masse gibt man 3 Gramm Guaranapulver, 4 Milliliter Aloe-vera-Frischzellenextrakt und 10 Milliliter Weizengrassaft. Diese Ration trinkt Mann täglich. Zur Behandlungsoptimierung dienen außerdem 3-mal täglich je 50 Milliliter Pollenwein Seedovin.

Insektenstiche

Symptome In den meisten Fällen harmlose, juckende und/oder schmerzende Erhebung bzw. Schwellung auf der Haut, bei Bienen-, Wespen- oder Hornissenstichen sind Schmerzen, Juckreiz, Übelkeit und Hautausschlag möglich, bei allergischer Reaktion auf das Insektengift bis hin zum Schockzustand, bei Stichen in Mund, Rachen oder Hals gefährliche Schwellungen mit Erstickungsgefahr

Behandlung mit der Bienenapotheke

▶ Ätherisches Nelkenöl und Propolis, aber auch ätherisches Zimt- und Senföl mit Propolis wurden schon im alten Rom bei Insektenstichen verwendet und tun auch heute noch ihre Wirkung. Diese Mittel haben lediglich den Nachteil, dass sie leicht verfliegen, also etwa

Bienen stechen nur, wenn sie sich massiv bedroht fühlen. Denn ihr Stachel bleibt in der weichen Haut von Menschen oder Tieren stecken und wird aus ihrem Leib herausgerissen – die Biene muss nach dem Stich also sterben.

stündlich neu aufgetragen werden müssen. Dafür sind sie aber garantiert unschädlich und rufen keine Hautreizungen hervor. Apitherapeuten fügen ihnen auch ätherisches Zitronellöl bei. Es steigert nicht nur den schwellungs- und juckreizlindernden Effekt, sondern hat auch insektenabwehrende Wirkung.

▶ Um das Gift eines Insektenstichs schneller aus dem Körper zu bringen, genügt ein simpler Trick: Legen Sie ein angefeuchtetes Zuckerstückchen auf die betroffene Stelle. Der Zucker saugt das Gift auf. Später mildern Honigauflagen seine Wirkung.

▶ Der Juckreiz lässt sich durch Einreiben des Stichs mit etwas Zwiebelsaft bekämpfen.

▶ Bedenken sollte man auch immer, dass Bienen nicht aggressiv sind, dass ihr Stechen eine verzweifelte Abwehr eines Angriffs ist, die man meist selbst provoziert hat.

Ischiasbeschwerden

Symptome Schmerzattacke oder Entzündung des Hüftnervs, starkes Ziehen in der Lendengegend bis in das betroffene Bein, starke Beschwerden besonders beim Gehen

Hauptursachen Reizung bzw. Abklemmen des Nervs, Bandscheibenvorfall, Erkrankung der Wirbelsäule, Infektionskrankheiten (z. B. Herpes zoster)

Behandlung mit der Bienenapotheke

▶ Es gibt einen bewährten Test, mit dem man feststellen kann, ob es in absehbarer Zeit zu einem Ischiasanfall kommt: Man stellt sich auf die Zehenspitzen und lässt sich dann auf die Fersen zurückfallen. Spürt man dabei einen Schmerz in der Bandscheibe, steht meist ein Ischiasanfall bevor. Auch Nervenwurzelreizungen und starke Kreuzschmerzen nachts können ein warnendes Vorzeichen sein.

▶ Bei einem akuten Anfall helfen warme Breiumschläge aus klein geschnittenen Farn- und Kohlblättern mit Honig. Mit diesen Zutaten kann man auch wirkungsvolle Sitzbäder durchführen, wenn man pro Bad noch je 10 Gramm Minze und Thymian hinzugibt.

Schnelle Hilfe bei einem Ischiasanfall soll eine Packung aus Senfmehl bringen. Sie wird mit lauwarmem Wasser angerührt, auf ein Leinentuch gestrichen und darf nicht länger als eine Viertelstunde auf der Haut bleiben. Bei stärkerem Brennen sollte man die Behandlung abbrechen.

Keuchhusten

Symptome Augenentzündung, Schnupfen und Husten mit Fieber, später schwere Hustenanfälle mit pfeifendem Einatmen und Auswurf von zähem Schleim, bei sehr kleinen Kindern häufig Atemstillstand
Hauptursachen Ansteckung durch Tröpfcheninfektion; Giftstoffe des Krankheitserregers, einem Bakterium, dringen in das Atemzentrum ein und lösen die Hustenanfälle aus.

Behandlung mit der Bienenapotheke

▶ Generell muss beim Verdacht auf Keuchhusten speziell bei Säuglingen sofort ein Arzt verständigt werden!

▶ Zur Stärkung des belasteten Organismus sollte man Gelée Royale einnehmen.

▶ Kräftigend wirkt auch ein Tee aus je 10 Gramm Artischocke, Bockshornklee, gelbem Enzian, Kalmus, Schafgarbe und Tausendgüldenkraut auf 3 Liter Wasser. Nach dem Abkühlen fügt man 4 Teelöffel Honig hinzu. Von diesem Tee trinkt man 3 Tassen pro Tag. Zur Behandlungsoptimierung können 3-mal täglich 50 Milliliter Pollenwein Seedovin eingenommen werden.

▶ Die Hustenkrämpfe lindern kann folgende Mischung, die man auf Vorrat herstellt: 1 Esslöffel Sonnentau, 1 1/2 Esslöffel Thymian, 2 Teelöffel Holunderblüten, 1 Teelöffel Eibischwurzeln, 1 Teelöffel Anis, 3 Esslöffel Honig und 1 Teelöffel Pollen. Man gibt jeweils 1 Teelöffel davon auf 1 Tasse kaltes Wasser. Diese Lösung muss mindestens 6 Stunden lang ziehen. Der Patient trinkt täglich 3 Tassen des fertigen Auszugs in kleinen Schlucken.

Beruhigend für die Atemwege bei Keuchhusten und außerdem wohlschmeckend ist Fenchelhonig, für den man 1 Esslöffel Honig mit 1 Tropfen Fenchelöl aus der Apotheke versetzt. 3 bis 5 Esslöffel sollte man über den Tag verteilt im Mund zergehen lassen.

Kopfschmerzen

Kopfschmerzen sind ein vieldeutiges Symptom. Sie treten nicht nur bei Störungen im Kopfbereich auf, sondern auch bei vielen Erkrankungen in anderen Körperregionen. Meist sind sie zwar äußerst lästig, aber eigentlich harmlos. Kopfschmerzen können allerdings durchaus Zeichen einer schweren Krankheit sein.

Symptome Pochende, ziehende oder krampfartige Schmerzen in Schädelteilen oder im gesamten Kopf

Hauptursachen Verkrampfung der Gefäße in Hirnhaut und Kopfhaut, Muskelverspannungen im Kopf-, Nacken- oder Gesichtsbereich, psychischer und/oder physischer Stress, Alkohol- oder Nikotinmissbrauch, Wetterfühligkeit, Infektionskrankheiten wie Grippe und Schnupfen, schwere Erkrankungen, z. B. Hirnhautentzündung oder Tumore im Kopfbereich

Lindernd bei Spannungskopfschmerzen sind manchmal die ätherischen Öle von Rosmarin. Man verreibt dazu Rosmarinspiritus oder -salbe aus der Apotheke auf den Schläfen.

Behandlung mit der Bienenapotheke

▶ Da Kopfschmerzen sehr viele Auslöser haben können, sollte man bei wiederkehrenden Beschwerden einen Arzt zurate ziehen. Vor der gewohnheitsmäßigen Einnahme von Schmerztabletten muss dringend gewarnt werden, da sie nicht nur zur Sucht führen können, sondern auch bei häufigem Gebrauch oft paradox wirken, also Kopfschmerzen verstärken oder hervorrufen, statt sie zu bekämpfen.

▶ Schmerzlinderung auf sanfte Weise erreicht man mit einem Tee aus 1 Esslöffel Ehrenpreis, 1 Esslöffel Gänseblümchenblüten und -blättern, 15 Gramm Angelikawurzel und 1 Teelöffel Bitterklee auf 1/2 Liter Wasser. Lassen Sie den Tee leicht abkühlen, und seihen Sie ihn ab. Dann fügen Sie 2 Teelöffel Honig und 1 Teelöffel Pollen hinzu, und trinken Sie davon bis zu 4 Tassen am Tag.

Krampfadern

Symptome Bläuliche, stark geschwungene Adergeflechte, die sich durch die Haut am Unter- oder Oberschenkel sicht- und tastbar hervorwölben, geschwollene Beine, Füße und Gelenke, Schweregefühl in den Beinen, Wadenkrämpfe; bei starker Ausprägung kommt es zu Blutstauungen und Wasseransammlungen, die zu Blutungen, Geschwüren, Venenentzündungen und Thrombosen führen können.

Hauptursachen Krankhafte Erweiterung der dünnwandigen Venen, Schwäche der Venenklappen, ererbte Bindegewebsschwäche, Übergewicht, dauerndes langes Stehen oder Gehen (besonders in bestimmten Berufen), Schwangerschaft

Behandlung mit der Bienenapotheke

▶ Armbäder fördern die Durchblutung im ganzen Körper und können Blutstauungen vorbeugen. Man sollte sie in 8-Wochen-Intervallen, 15 Minuten täglich, durchführen. Dazu geben Sie je 10 Gramm Besenginster, Schafgarbe, Rosenblütenblätter und Weißdorn sowie 2 Teelöffel Honig in lauwarmes Wasser und legen Ihre Arme bis zum Ellenbogen hinein.

▶ In der Apitherapie wurde eine Salbe entwickelt, die erfolgreich gegen Krampfadern eingesetzt wird. Sie besteht aus Aloe-vera-Frischzellenextrakt, Ringelblumenextrakt, Kakaobutter, Kaktus- und Rosskastanienextrakt sowie Bienenwachs.

Krebserkrankungen

Es gibt keine wissenschaftlich exakte Definition des Begriffs »Krebs«. Mit diesem Wort umschreibt man allgemein eine Vielzahl körperlicher Befunde, psychischer Veränderungen, sozialer Probleme, gesellschaftlicher Belastungen und Schicksalsschläge der Betroffenen. Krebs ist die Sammelbezeichnung für bösartiges Wachstum und Wuchern von Körpergewebe, das sich in Geschwülsten, Tumoren oder

Propolissalbe soll bei Venenleiden die Durchblutung verbessern, wenn man regelmäßig Beine oder Arme damit massiert. Außerdem hilft sie gegen Schmerz und Juckreiz.

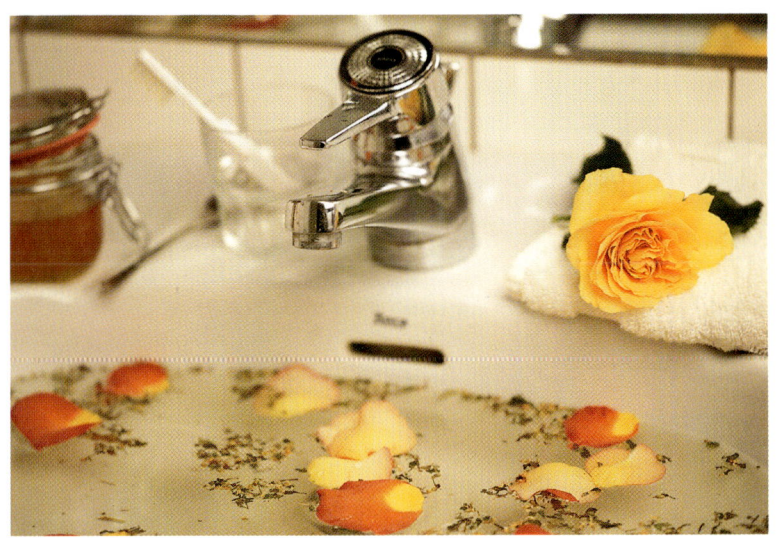

Armbäder mit Honig, Rosenblättern und Kräutern bringen den Blutfluss in Schwung und können deshalb bei der Vorbeugung von Krankheiten wie Krampfadern helfen.

Karzinomen zeigt. Es beginnt mit einer defekten oder fehlerhaften genetischen Information in Zellen, die sich dann unkontrolliert und schnell vermehren, in gesundes Gewebe einwachsen und dieses zerstören. Über die Lymphwege oder den Blutkreislauf können sie im Körper wandern und so genannte Metastasen (Tochtergeschwülste) bilden. Maligne (bösartige) Geschwülste unterscheiden sich von den gutartigen dadurch, dass sie keine Grenze im Wachstum einhalten, keine Einordnung in den logischen Bauplan des Körpers anerkennen und in letzter Konsequenz ihren Träger zugrunde richten, wenn es nicht gelingt, sie zu besiegen.

Hauptursachen Die medizinischen Ursachenforschungen zu Krebserkrankungen sind noch lange nicht abgeschlossen. Als sicher gilt, dass Krebs weder ansteckend noch vererbbar ist; allerdings kann die Disposition zu dieser Erkrankung erblich bedingt sein. Als Krebsauslöser und Risikofaktoren betrachtet man u. a. das Rauchen, Alkoholmissbrauch, falsche und ungesunde Ernährung, intensive Sonnenbestrahlung, Umweltgifte, chemische Substanzen, radioaktive Strahlung und bestimmte Viren.

Da es immer noch kein wirkliches »Heilmittel« für Krebserkrankungen gibt, sind Prophylaxe, also die Vermeidung von Risikofaktoren, Früherkennung durch regelmäßige Vorsorgeuntersuchungen und rechtzeitige Therapie von größter Bedeutung. Krebs kann überall im Körper auftreten und zeigt deshalb die unterschiedlichsten Symptome. Hier die wichtigsten Anzeichen für eine mögliche Entwicklung bösartiger Zellen im Organismus – suchen Sie im Zweifelsfall unbedingt einen Arzt auf!

> **Auch psychische Komponenten scheinen manchmal an der Entstehung von Krebserkrankungen beteiligt zu sein. So hat man festgestellt, dass Menschen, die in ständiger Furcht vor dieser Krankheit leben und sich viel damit beschäftigen, auch ein höheres Risiko haben, tatsächlich daran zu erkranken.**

Hautkrebs Langsam wachsender, flacher, schwer verschiebbarer Knoten oder schlecht heilendes, verkrustetes Geschwür, hauptsächlich an den Händen oder im Gesicht

Lippen-/Zungenkrebs Langsam wachsender, harter, schwer oder überhaupt nicht verschiebbarer Knoten, der im Laufe der Zeit zerfallen kann

Rachen-/Kehlkopfkrebs Heiserkeit, blutiger Auswurf, Schluckbeschwerden, chronischer Katarrh

Schilddrüsenkrebs Plötzliches Größer- und Härterwerden eines schon länger bestehenden Kropfs und/oder Schluckbeschwerden

Bronchien-/Lungenkrebs Hartnäckiger Husten, chronischer Katarrh, blutiger oder bräunlich verfärbter Auswurf

Speiseröhrenkrebs Schluckbeschwerden, vor allem zunehmende Schwierigkeiten, feste Speisen zu schlucken

Magenkrebs Druck- und Völlegefühl, Appetitlosigkeit, Widerwillen gegen Fleisch, Aufstoßen, Erbrechen, zunehmende Blässe, rasche Abmagerung

Darmkrebs Darmkrämpfe, Wechsel von Verstopfung und Durchfall, Blut im Stuhl

Mastdarmkrebs Stuhlgang ohne richtige Stuhlentleerung, Abgang von übel riechendem Schleim, Blut im Stuhl

Nieren-/Blasenkrebs Blut im Harn, Blasenentleerung aber meist schmerzlos

Brustkrebs Kleine, zunächst schmerzlose Knoten und Verhärtungen in der Brust, Verziehung der Brustwarze, Einziehen der Brusthaut, nässende Stellen

Gebärmutterkrebs Unregelmäßige Blutungen, besonders zwischen oder nach der Monatsblutung, Blutungen nach dem Geschlechtsverkehr, bräunlicher oder fleischfarbener Ausfluss

Prostatakrebs Beschwerden beim Wasserlassen, häufige Blasenentleerung bei nur geringem Harnabgang

Allgemeine Symptome Starke Ermüdbarkeit, fortschreitende Gewichtsabnahme, zunehmende Gesichtsblässe, Nachtschweiß

Pollen und auch Honig sollen bei der Nachbehandlung einer Krebserkrankung dabei helfen, Strahlenschäden schneller zu beheben und den Organismus allgemein wieder zu kräftigen und zu stabilisieren.

Behandlung mit der Bienenapotheke

▶ Natürlich können auch die Produkte aus dem Bienenkorb Krebserkrankungen leider nicht heilen. Wissenschaftliche Untersuchungen haben aber gezeigt, dass beispielsweise eine regelmäßige Einnahme von Gelée Royale die Krebsentstehung zumindest erschwert, also vorbeugend wirken kann.

▶ Auch der Aloe-vera-Frischzellenextrakt zeigte in Verbindung mit Gelée Royale erste Therapieerfolge. Lassen Sie sich dazu von einem naturheilkundlich orientierten Arzt genau beraten.

Kreislaufschwäche

Symptome starke Schwindelgefühle bis hin zu Ohnmacht und Bewusstlosigkeit, Schweißausbrüche, Schweregefühl in den Beinen, Kopfschmerzen und Migräne, Herzbeklemmungen, Übelkeit, Hämmern im Ohr

Hauptursachen Erschlaffen des Blutgefäßsystems führt zu einem absinkenden Blutdruck, zu geringer Durchblutung des Gehirns und einer Störung der dort befindlichen Nervenzentren; chronisch niedriger Blutdruck, Arteriosklerose, großer Blutverlust durch Verletzungen, psychische Instabilität, körperliche Überlastung

Behandlung mit der Bienenapotheke

Kreislaufunterstützend auf milde Art wirkt Hirtentäscheltee mit Honig, von dem man über längere Zeit hinweg drei Tassen täglich trinken sollte, wenn man an zu niedrigem Blutdruck leidet.

▶ Eine sanfte Methode, um Kreislaufbeschwerden zu bekämpfen, ist die Einnahme eines Kräuterweins mit Honigzusatz. Dazu gibt man 100 Gramm frische Salbeiblätter in 1 Liter hochwertigen Weißwein und fügt 3 Teelöffel Honig hinzu. Diese Mischung lässt man 5 Tage lang ziehen, seiht sie gründlich ab und trinkt im Bedarfsfall jeweils 1 kleines Glas davon.

▶ Auch ein tägliches Vollbad mit Melissenblättern und Honig bringt den Kreislauf in Schwung.

▶ Die regelmäßige Einnahme von Gelée Royale und Propolis stärkt nicht nur das allgemeine Wohlbefinden, sondern hilft auch bei Kreislaufschwäche.

▶ Sorgen Sie auch für ausreichende Bewegung. Wenigstens ein täglicher, mindestens 10-minütiger Spaziergang ist unbedingt notwendig.

Leberleiden

Symptome Übelkeit, Appetitlosigkeit, besonders Widerwillen gegen fetthaltige Speisen, Druckgefühl im Oberbauch bis zum aufgeblähten Leib, starke Müdigkeit, gelbliche Augen und Haut (Gelbsucht), Verfärbung des Stuhls und Harns

Hauptursachen Funktionsstörungen der Leber, Virusinfektion, Alkoholmissbrauch, falsche Ernährung, Vergiftungen

Behandlung mit der Bienenapotheke

▶ Leberentgiftend wirkt ein Drink aus täglich je 200 Millilitern Kurmolke (aus dem Reformhaus oder Naturkostladen) und Aloe-vera-Saft, mit Honig gesüßt.

▶ 1 Eidotter, der mit 1 Esslöffel Honig verrührt und täglich morgens eingenommen wird, wirkt der Leberverfettung entgegen.

▶ Wohl tuend ist eine mindestens 8-wöchige Teekur mit einem täglichen Aufguss aus jeweils 5 Gramm Mariendistel, gelbem Labkraut, Leberanemone, Salbei, Tausendgüldenkraut und Algen (aus der Apotheke) auf 2 Liter Wasser. Nach dem Erkalten rührt man pro Tasse 2 Teelöffel Honig ein und trinkt die Menge über den Tag verteilt.

▶ Bei leichten Leberstörungen empfiehlt sich ein Aufguss aus jeweils 1 Teelöffel Wasserdost und 1 Teelöffel Enzianwurzel auf 1 Liter Wasser, der ebenfalls mit Honig gesüßt wird.

Lungenentzündung

Symptome Schüttelfrost, beschleunigter Puls, hohes Fieber, Schmerzen in der Brust, Seitenstechen, quälender Husten mit schleimig-eitrigem Auswurf, Kopfschmerzen, Benommenheit, starke Appetitlosigkeit

Hauptursachen Bakterien (z. B. Pneumokokken), Bronchitis, lange Bettlägrigkeit, starkes Rauchen, extrem geschwächte Immunabwehr, Pilz- oder Wurmbefall

Behandlung mit der Bienenapotheke

▶ Da die Lungenentzündung auch durch eine Immunschwäche ausgelöst werden kann, empfiehlt sich die hochdosierte Einnahme von Gelée Royale und Pollen.

▶ Zur Fiebersenkung beachten Sie bitte die Rezepte im Abschnitt »Fieber«, Seite 61f.

▶ Hilfreich sind auch Aufgüsse aus je 1 Esslöffel Veilchenblüten auf 1 Tasse siedendes Wasser, die nach dem Erkalten mit Honig gesüßt werden. Außerdem gibt man noch je 100 Milliliter Aloe-vera- und Weizengrassaft hinzu.

Veilchenblüten für Tee sollten nicht vom duftenden Märzveilchen stammen, sondern vom wilden Stiefmütterchen (Viola tricolor). Sie fördern durch ihren Saponingehalt das Abhusten von Schleim aus den Bronchien.

Magengeschwür

Symptome Regelmäßige Magenschmerzen, meist nach dem Essen, Völlegefühl, Sodbrennen und saures Aufstoßen, häufige Verstopfung, scharfe Falten um den Mund, Abneigung gegen bestimmte Nahrungsmittel, z. B. scharf Gebratenes, Fleischbrühe, Fettgebäck, hochprozentige Spirituosen, saurer Wein, Kaffee, scharfe Gewürze
Hauptursachen Schwere Schädigung der Magenschleimhaut, z. B. durch eine Entzündung, Infektionen mit dem Bakterium Helicobacter pylori; ererbte Veranlagung, chronische Darmträgheit, psychischer und/oder physischer Stress, dauerhafte Nervosität, falsche Ernährung, Alkohol- und Nikotinmissbrauch

Behandlung mit der Bienenapotheke

▶Grundvoraussetzung für die Heilung dieses Leidens ist eine Umstellung der Lebensweise: vernünftige Ernährung, Bewegung, viel frische Luft, ausreichend Schlaf und Vermeiden von Stresssituationen.
▶Bei akuten Magenbeschwerden helfen regelmäßig vor den Mahlzeiten angewandte warme Auflagen, abwechselnd aus Heublumen, Leinsamen oder Katzenschwanz mit Honig.
▶Innerlich behandelt man Magengeschwüre mit einem stündlich einzunehmenden, lauwarmen und mit Honig gesüßten Tee aus Brennnessel und Spitzwegerich. In kleinen Schlucken über den ganzen Tag verteilt, trinkt man außerdem 1 Liter Aloe-vera-Saft, dem man je 3 Tropfen Wermut, Wacholder- und Anisextrakt sowie 15 Tropfen Propolis zugefügt hat.

Bei einer Magersucht aus psychischen Gründen helfen in der Regel weder appetitanregende Mittel noch gutes Zureden: Meist ist eine länger dauernde Psychotherapie nötig, um dem auslösenden seelischen Problem auf die Spur zu kommen.

Magersucht

Symptome Extremes Untergewicht, starke Appetitstörungen
Hauptursachen Magersucht als Symptom: Infektionskrankheiten (z. B. Tuberkulose, Typhus), chronischer Durchfall, Schilddrüsenüberfunktion, Krebserkrankungen, organische Hirnschäden; Magersucht als eigenständige Krankheit: Unterernährung durch schwere psychische Störungen, Diäten arten in eine »Hungersucht« aus

Behandlung mit der Bienenapotheke

▶ Generell sollten Magersüchtige viel schlafen und sich körperlich schonen, damit die Nahrung nicht hauptsächlich in Energie, sondern in Körpersubstanz umgewandelt wird.

▶ Rezept zur Gewichtszunahme: In 1 Liter frische Kurmolke werden 250 Gramm Gerstenflocken gegeben und langsam aufgekocht. Nach dem Erkalten mischt man 1 Teelöffel Pollen und 2 Esslöffel Honig unter den Brei, den man mindestens 1-mal täglich zu sich nimmt.

▶ Ein wohlschmeckender Brotaufstrich versüßt die Nahrungsaufnahme: Man verrührt 1 Teelöffel gemahlene Bockshornkleesamen mit reichlich Honig und Aprikosenmarmelade.

Migräne

Symptome Anfälle von sehr heftigen, krampfartigen Kopfschmerzen, die meist halbseitig auftreten und Stunden bis Tage anhalten können, extreme Blässe, Absinken der Körpertemperatur, Übelkeit mit Erbrechen, Sehstörungen, starke Licht- und auch Geräuschempfindlichkeit

Hauptursachen Ererbte Veranlagung, psychischer Stress, physische Überanstrengung, hormonelle Veränderungen während der Menstruation, Wetterfühligkeit, Nahrungsmittelunverträglichkeiten (z. B. Milchprodukte, Rotwein, Schokolade, Zitrusfrüchte)

Behandlung mit der Bienenapotheke

▶ Drinks aus Aloe-vera- und Weizengrassaft, mit Honig vermischt, wirken schmerzstillend.

▶ Oft wird völlig vergessen, dass Migräneerkrankungen auch von Magenbeschwerden herrühren können. Mit Honig gesüßte Tees aus Wacholder, Ehrenpreis, Thymian, Pfefferminze oder Tausendgüldenkraut bringen oft die gewünschte Erleichterung.

▶ Bei durch Stress verursachten Migräneattacken hilft ein Tee aus je 30 Gramm Melissen- und Heidekrautblüten, je 20 Gramm Kamillenblüten und Odermennig, 40 Gramm Baldrianwurzel und 10 Gramm Hopfenzapfen, mit viel Honig getrunken.

Schnelle Erleichterung bei quälenden Schmerzen durch eine Migräneattacke sollen in manchen Fällen auch einige Teelöffel Orangenhonig bringen, den man sich von Spanienurlaubern mitbringen lassen kann oder in gut sortierten Reformhäusern findet.

Rohe Karotten und frisch gepresster Karottensaft sind eine wirksame Pflege für die Sehkraft.

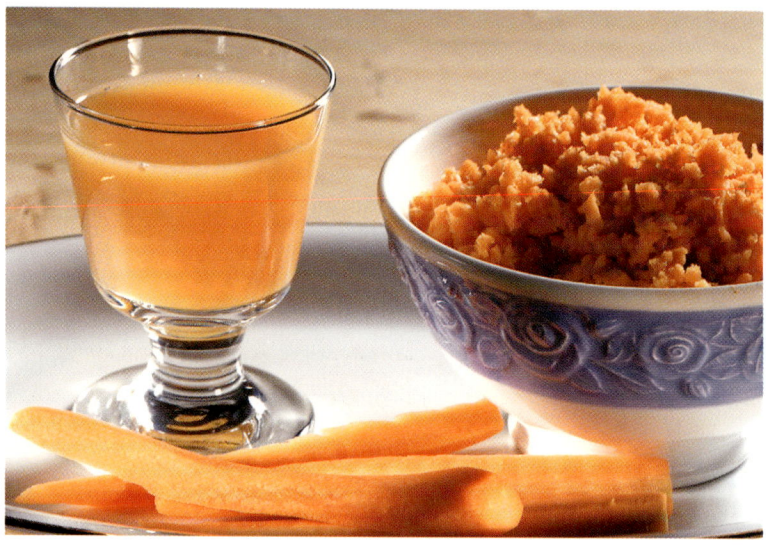

Nachtblindheit

Symptome Zunächst Sehstörungen in der Dämmerung oder bei Nacht, später erhebliche Einschränkung der Sehfähigkeit

Hauptursachen Massive Unterversorgung mit Vitamin A bzw. seiner Vorstufe Beta-Karotin, ererbte Störung der Netzhaut, deutliche Störung der Darmfunktionen

Rohe Karotten sollten immer mit etwas Öl angemacht werden, weil der Körper das reichlich enthaltene Beta-Karotin nur in Verbindung mit Fett verwerten kann.

Behandlung mit der Bienenapotheke

▶ Generell enthalten alle Bienenprodukte reichlich Vitamin A, das eine Hauptrolle spielt für das gesunde Funktionieren der Netzhaut.

▶ Besonders erfolgversprechend ist es, morgens auf nüchternen Magen jeweils 1 Esslöffel Lebertran mit 1 Tropfen Gelée Royale zu sich zu nehmen.

▶ Hervorzuheben ist die ausgezeichnete Wirkung von mit kaltgepresstem Speiseöl angemachter Karottenrohkost, die mit Honig vermischt wird. Hilfreich ist auch mit Honig angereicherter Pfirsichsaft. 3-mal täglich 1 Tasse Hagebuttentee mit Honig kann ebenfalls eine gewisse Besserung der Sehfähigkeit bringen.

Nasenbluten

Symptome Mehr oder weniger starke Blutung aus den Gefäßen der Nasenscheidewand, Schwächegefühl

Hauptursachen Schlag auf die Nase, heftiges Schnäuzen und Nasenbohren, Herz- oder Nierenleiden, Bluthochdruck, Infektionskrankheiten (z. B. Scharlach, Typhus), Menstruation

Behandlung mit der Bienenapotheke

▶ Da häufiges Nasenbluten nicht selten ein Zeichen für eine körperliche Erkrankung ist, sollte man die Ursache immer durch einen Arzt abklären lassen.

▶ Vorbeugend kann man täglich einen Aufguss aus 4 Teelöffel getrocknetem Hirtentäschelkraut auf 1 Liter Wasser plus 3 Milliliter Propolis trinken.

▶ Diese Behandlung lässt sich durch tägliche, jeweils 2-minütige Fußbäder (bis zur Wadenmitte) unterstützen.

Nervenentzündung (Neuritis)

Symptome Starke Schmerzen im Bereich des betroffenen Nervs, Empfindungs- und/oder Bewegungsstörungen bis hin zur Lähmung

Hauptursachen Entzündungen, allergische Reaktionen, Vergiftungen, Alkoholmissbrauch, Stoffwechselerkrankungen wie Diabetes mellitus, Störung der Nierenfunktion, Vitaminmangel

Behandlung mit der Bienenapotheke

▶ Zur Beseitigung von Mangelzuständen und zur körperlichen Stärkung nimmt man regelmäßig Gelée Royale ein.

▶ Die betroffenen Stellen reibt man mit Arnikatinktur ein, der man einige Tropfen Propolis hinzugefügt hat – das lindert die Schmerzen.

▶ Sehr wirksam sind außerdem Umschläge aus 3 Esslöffel essigsaurer Tonerde und 40 Tropfen Propolis auf 1 Liter Wasser. Statt der essigsauren Tonerde kann man auch reinen Lehm und einige Esslöffel Honig verwenden.

Melissenhonig, der leider nur selten in reiner Form erhältlich ist, soll sowohl innerlich als auch äußerlich angewendet gegen Nervenentzündungen helfen.

▶ Verstärken lässt sich diese Behandlung mit Wacholdertee, der stark mit Honig gesüßt und mit 5 Tropfen Baldrian verrührt wird. Zur Behandlungsoptimierung empfehlen sich 3-mal täglich je 50 Milliliter Pollenwein Seedovin.

Nierenleiden

Symptome Starke Verminderung der Harnbildung, Magen- und Darmstörungen mit Erbrechen, Nierenkolik mit extremen Schmerzen, Schüttelfrost, Übelkeit und Erbrechen

Hauptursachen Nieren- und Blasensteine, Nierenbeckenentzündung, Stoffwechselstörungen und Diabetes mellitus, Darmerkrankungen, sehr fleisch- und salzreiche Ernährung, unzureichende Flüssigkeitszufuhr, Schmerzmittelmissbrauch, Kreislaufschock

In dunklen Honigsorten wurde der Wirkstoff Arbutin nachgewiesen, der in den Nieren aufgespalten wird und dort desinfizierend wirkt. Außerdem sorgt Honig durch seine harntreibende Wirkung für eine gute Durchspülung von Nieren und Blase.

Behandlung mit der Bienenapotheke

▶ Nierenspülend wirkt eine mindestens 8-wöchige Teekur aus täglich je 10 Gramm Schießgraswurzel, Katzenschwanz, Goldrute, Knöterich, Knoblauch und weißer Taubnessel auf 2 Liter Wasser. Der Tee wird reichlich mit Honig gesüßt.

▶ Durch die regelmäßige Einnahme von Gelée Royale kann man dem Entstehen von Nierensteinen vorbeugen.

Ohrentzündung

Symptome Heftiger, pulsierender Ohrschmerz, Schwerhörigkeit, Ausfluss von Schleim, bei Kindern hohes Fieber

Hauptursachen Zugluft, Infektionskrankheiten wie z. B. Schnupfen, Grippe, Scharlach oder Masern

Behandlung mit der Bienenapotheke

▶ Eine Ohrentzündung gehört wegen möglichen Komplikationen unbedingt in die Hände eines Arztes!

▶ Schmerzlindernd wirken kühle Auflagen aus Huflattich, Kohl- und Salatblättern, die mit Honig bestrichen wurden.

Prostatavergrößerung

Symptome Beschwerden beim Wasserlassen bis hin zur völligen Blockade, »Nachtröpfeln« des Harns bis hin zur unkontrollierten Blasenentleerung, Schmerzen in der Blasengegend
Hauptursachen Hormonveränderungen im männlichen Organismus etwa ab dem 50. Lebensjahr, gutartige Wucherung des Prostatagewebes drückt auf die Harnröhre

Behandlung mit der Bienenapotheke

▶ Zur Bekämpfung der Schmerzen nimmt man mindestens 1 Monat lang jeden Morgen 1 Esslöffel Pollen mit 1 Gramm Gelée Royale auf nüchternen Magen ein.

Rheumatische Erkrankungen

Rheumatismus ist ein veralteter Sammelbegriff für alle chronischen Gelenk- und Wirbelsäulenerkrankungen, unabhängig von ihrer Ursache. Er umfasst rund 400 sehr unterschiedliche Krankheitsbilder, die hier natürlich nicht beschrieben werden können. Zu ihnen gehören beispielsweise die Arthritis (akute oder chronische Gelenkentzündung), Polyarthritis (mehrere Gelenke betreffend), Gicht (Arthritis urica) und Arthrose (degenerative Gelenkveränderung).
Die Schulmedizin kann rheumatische Erkrankungen nicht heilen und muss sich darauf beschränken, die entstehenden Schmerzen so weit wie möglich zu lindern. Gerade bei chronischen Krankheiten können Heilmittel aus dem Bienenstock die Nebenwirkungen anderer Medikamente oft mildern oder diese Präparate ideal ergänzen.

Behandlung mit der Bienenapotheke

Eine der erfolgreichsten naturheilkundlichen Kuren gegen rheumatische Erkrankungen praktizieren schon seit vielen Jahrhunderten die Massai an der Küste von Kenia und Tansania. Über den Sklavenhandel gelangte sie in die karibische Naturmedizin. Umgewandelt auf Zutaten, die man in Europa erhalten kann, wird sie hier beschrieben.

Eine Behandlung mit Pollen, Propolis und Kürbiskernen ist bei Prostataproblemen erfolgversprechend. Dazu ist eine mindestens dreimonatige Kuranwendung nach ärztlicher Vorschrift mit Kapseln zum Einnehmen nötig, die die Wirkstoffe kombiniert enthalten.

▶ **Morgens** Drink aus 70 Milliliter Agavensaft, 50 Milliliter Aloevera-Saft, 70 Milliliter Weizengrassaft und 10 Milliliter Propolisextrakt, 1/8 Liter Tee aus Teufelskralle. Den Tee abkühlen lassen, dann 15 Tropfen 50-prozentiges Propoliskonzentrat zufügen, mit Pinienhonig nach Geschmack süßen. Zusätzlich 1 Teelöffel Aromel »R« und 32 Milliliter Aloe-vera-Frischzellenextrakt einnehmen.

▶ **Mittags** Einnahme des Tees wie am Morgen. Zusätzlich 2 Esslöffel der folgenden Mischung: 500 Gramm gemahlener Multiblütenpollen und 500 Gramm gemahlene Kürbiskerne werden mit einigen Esslöffeln frisch gepresstem Karottensaft in der Küchenmaschine zu einem Teig vermengt, durch ein Küchensieb gestrichen und auf ein Backblech gegeben. Bei höchstens 32 °C langsam im Backofen trocknen lassen. Später in luftdicht verschlossenen Gläsern kühl und dunkel aufbewahren. Nach dem Mittagessen erneut 2 Milliliter Aloe-vera-Frischzellenextrakt und 1 Teelöffel Aromel »R« einnehmen.

▶ **Abends** Die Mittagsbehandlung wiederholen. Zusätzlich einige Kohlblätter 15 Minuten lang in einer Lösung aus 1 Liter heißem Wasser und 30 Tropfen Propolisextrakt ziehen lassen, dann die dünn mit Pinienhonig bestrichenen Blätter auf die schmerzenden Gelenke auflegen, die zuvor mit Johanniskrautöl eingepinselt wurden.

Bei chronischen rheumatischen Erkrankungen setzt der Arzt manchmal ein weiteres Bienenprodukt ein, das sonst nicht unbedingt mit Heilwirkungen in Verbindung gebracht wird: Injektionen von Bienengift sollen den Körper zur Ausschüttung eigener Kortisone anregen, die dann gegen die Krankheit wirken. Diese Behandlung gehört natürlich in die Hand eines erfahrenen Arztes.

Was den Stoffwechsel wieder in Schwung bringt

Da rheumatische Erkrankungen letztendlich auch Stoffwechselstörungen sind, sollten Sie nicht nur während einer Kurbehandlung, sondern grundsätzlich einige Ernährungsregeln befolgen, ohne die meist keine Besserung zu erwarten ist.

▶ Verzehren Sie frische, möglichst naturbelassene Lebensmittel statt industriell verarbeiteter, die eigentlich nur noch Kalorienträger sind.

▶ Vermeiden Sie jede Form der Überernährung, beenden Sie Ihre Mahlzeiten, sobald ein Sättigungsgefühl bei Ihnen auftritt.

▶ Vermeiden Sie auf jeden Fall alle denaturierten Zucker-, Stärke- und Mehlprodukte, da diese enorme Vitaminräuber sind.

▶ Meiden Sie strikt alle Wurst- und Fleischwaren aus Massentierhaltungen.

▶ Benutzen Sie möglichst hochwertige, kaltgepresste Pflanzenöle.

▶ Pflanzliche Frischkost, Sauerteig aus Schrot und Vollkorn, Pollen, fettarme Milchprodukte wie Magerquark, Bioghurt und Dickmilch oder auch Kefir sollten Ihre bevorzugten Lebensmittel sein. Achten Sie darauf, dass es sich dabei nur um Erzeugnisse aus garantiert biologischem Anbau handelt.

▶ Ersetzen Sie unbedingt das sonst übliche Kochsalz durch Meersalz, beschränken Sie Ihren Salzkonsum generell auf ein Minimum.

▶ Legen Sie ein- bis zwei Rohkosttage pro Woche ein.

▶ Versuchen Sie generell, Ihre Speisen schonend zuzubereiten, so dass die Vitalstoffe dabei erhalten bleiben.

▶ Fast alle Patienten mit rheumatischen Erkrankungen nehmen zu wenig Flüssigkeit auf. Denken Sie daran, wenigstens 2,5 Liter täglich zu trinken.

▶ Außerhalb der 8-wöchigen Kur ist die zusätzliche tägliche Einnahme von 3-mal jeweils 15 Tropfen 50-prozentigem Propolisextrakt unverzichtbar.

▶ Würzen Sie möglichst viele Speisen mit dem Saft frisch gepresster Knoblauchzehen.

▶ Nehmen Sie 1/2 Gramm Gelée Royale pro Tag zu sich.

Die rheumatischen Krankheiten werden grob unterteilt in zwei Gruppen: den Muskel- und Weichteilrheumatismus, der sehr verbreitet und mit hartnäckigen schmerzhaften Verkrampfungen und Entzündungen verbunden ist, und den Gelenkrheumatismus, der einzelne oder mehrere Gelenke befällt und auch zu Herz- und Nierenleiden führen kann.

Ein Bad gegen rheumatische Schmerzen

Von den Karibenindianern auf Tobago stammt folgende Rezeptur:

▶ Etwa 250 Gramm frisch gehäkseltes Stroh werden in einem großen Kessel für etwa 1/2 Stunde ausgekocht. In diesen Sud gibt man 200 Gramm Wacholderbeeren und 50 Tropfen Zinnkrautextrakt.

▶ Diese Mischung lässt man noch etwa 1 Stunde lang auf kleiner Flamme köcheln, dann gibt man sie in die Badewanne, zusammen mit 20 Tropfen Propolis- und 40 Tropfen natürlichem Rosskastanienextrakt.

▶ Das Badewasser wird auf 38 °C temperiert. Abhängig vom Kreislauf des Patienten bleibt man so lange wie möglich, mindestens aber 30 Minuten, in diesem Bad. Man kann es auch zusätzlich mit Fertigmischungen so genannter Moorbäder anreichern.

▶ Das Bad sollte regelmäßig, jedoch nicht häufiger als 2-mal pro Woche, angewandt werden.

Schilddrüsenstörung (Kropf)

Symptome Vergrößerung des Halsumfangs, Druckgefühl am Hals, Atem- und Schluckbeschwerden, Schmerzen in der Herzgegend
Hauptursachen Chronischer Jodmangel in der Nahrung; durch eine ungenügende Produktion des jodhaltigen Schilddrüsenhormons kommt es zur Vergrößerung der Schilddrüse

Behandlung mit der Bienenapotheke

▶ Eine Schilddrüsenstörung muss immer von einem fachkundigen Arzt überwacht werden!
▶ Hilfreich ist eine mindestens 4-monatige Teekur: Dazu zerreibt man im Herbst gesammelte und getrocknete Eicheln der Stieleiche im Mörser zu Pulver. Täglich jeweils 10 Gramm Eichelpulver werden mit 1 Liter Wasser aufgekocht und danach gründlich abgeseiht. Nach dem Erkalten süßt man diesen Tee mit reichlich Honig. Zur Behandlungsoptimierung nimmt man 3-mal täglich je 50 Milliliter Pollenwein Seedovin ein.

Der Kropf kommt hauptsächlich in Gebirgsregionen weitab vom Meer vor, wo nicht bereits durch die Atemluft und den Genuss von Seefisch genug Jod aufgenommen werden kann. In solchen Gegenden sollte man mit Jod angereichertes Speisesalz zum Würzen benutzen, um einem Mangel vorzubeugen.

Schuppenflechte (Psoriasis)

Symptome Scharf begrenzte, rötliche, ovale Flecken, die von silbrigen Schuppen bedeckt sind und bei deren Abfallen bluten; bevorzugt befallen werden Kopfhaut, Knie, Ellenbogen, Handinnenflächen, Fußsohlen oder Rücken; Juckreiz, Veränderung der Nägel
Hauptursachen Abschuppung der obersten Hautschicht geschieht in 3 bis 4 statt in 20 bis 28 Tagen, ererbte Veranlagung, Infektionskrankheiten mit Fieber (z. B. Angina, Masern)

Behandlung mit der Bienenapotheke

▶ Zum Lösen der Schuppen kann man die betroffenen Stellen mehrmals täglich mit einem Zinnkrautabsud, dem einige Tropfen Propolis beigegeben werden, abwaschen.
▶ Danach wird die Haut immer mit Brennnesselwasser abgerieben: Dazu geben Sie 100 Gramm Brennnesseln mit Wurzeln in je 1 1/2 Li-

ter Wasser und Apfelessig, kochen die Mischung auf und lassen sie vor dem Durchseihen etwa 6 Stunden lang stehen. Dann fügen Sie noch 50 Tropfen Propolis hinzu.

Schüttelfrost

Symptome Zunächst Frostgefühl mit Zittern, Zähneklappern und sehr schnellem Atmen, dann starkes Hitzegefühl durch einen plötzlichen Fieberanfall

Hauptursachen Infektionen mit Fieber wie Schnupfen, Grippe oder Lungenentzündung, Malaria

Behandlung mit der Bienenapotheke

▶ Sofern es sich um Schüttelfrost durch eine harmlosere Infektion handelt, kann er mit Teeaufgüssen aus 10 Gramm Steinkraut auf 1 Liter Wasser, die man nach dem Abkühlen mit reichlich Honig süßt, bekämpft werden.

▶ Natürlich gehört zur allgemeinen Körperstärkung die Einnahme von Gelée Royale.

▶ Beachten Sie auch die Hinweise unter »Fieber«, Seite 61f.

Schweißtreibend und gleichzeitig fiebersenkend wirkt bei Schüttelfrost Tee aus Linden- oder Holunderblüten, der mit viel Honig gesüßt wird.

Regelmäßige Waschungen mit einem Sud aus Brennnesseln, Apfelessig und Propolis können bei Schuppenflechte den quälenden Juckreiz lindern.

93

Verbrennungen

Symptome Verbrennung 1. Grades: schmerzhafte Rötung der Haut, Abschälen der oberen Hautschicht, bräunliche Verfärbung; Verbrennung 2. Grades: starke Hautrötung mit Blasenbildung und Ansammeln von Flüssigkeit, große Schmerzen; Verbrennung 3. Grades: wie Grad 2, außerdem Schwarzfärbung der verbrannten Haut; bei Grad 2 und 3: hohes Fieber, schneller Puls, Schlaflosigkeit, Schock, Erbrechen. Ist mehr als 1/3 der Haut verbrannt, besteht Lebensgefahr!

Hauptursachen Feuer, kochendes Wasser, glühende Gegenstände, starker Sonnenbrand

Behandlung mit der Bienenapotheke

▶ Großflächige Verbrennungen 2. und 3. Grades müssen vom Arzt behandelt werden!

▶ Bei harmloseren Verbrennungen bringen neben kaltem Wasser Auflagen mit Honig, Propolis und Aloe-vera-Frischzellenextrakt Linderung und beugen der Blasen- und Narbenbildung vor.

▶ Hilfreich ist auch eine Auflage aus Leinöl, Bienenwachs und Honig zu jeweils gleichen Teilen.

Schlaffe Hautpartien an Oberschenkeln oder Hüften werden gestrafft, wenn man beim Duschen die feuchte Haut mit einer Mischung aus einer pürierten Avocado, fünf Esslöffel Salz und zwei Esslöffel Pollen kräftig massiert.

Zellulite

Symptome Beim Zusammenschieben der Haut an Oberschenkeln und Hüften bildet sich die so genannte Orangenhaut mit unschönen Dellen; keine Krankheit, sondern ein kosmetisches Problem

Hauptursachen Ererbte Bindegewebsschwäche, Fettzellen blähen sich übermäßig auf, Übergewicht, Bewegungsmangel

Behandlung mit der Bienenapotheke

▶ Bewährt haben sich Packungen aus Efeublättern, die mit Honig gemischt und auf die betroffenen Hautstellen aufgetragen werden; dort bleiben sie für etwa 20 Minuten.

▶ In Apotheken und Reformhäusern sind fertige Spezialbäder und -salben mit Bienenprodukten gegen Zellulite erhältlich.

Über den Autor

Arne Lund lebt in der Karibik und ist Autor mit dem Fachgebiet Ethnomedizin. Darüber hinaus bildet er Therapeuten für die tägliche Gesundheitspraxis aus.

Hinweis

Das vorliegende Buch ist sorgfältig erarbeitet worden. Dennoch erfolgen alle Angaben ohne Gewähr. Weder Autor noch Verlag können für eventuelle Nachteile oder Schäden, die aus den im Buch gemachten praktischen Hinweisen resultieren, eine Haftung übernehmen.

Literatur

Ebel, Gottlieb: Gesundheit aus der Bienen-Apotheke. Ariston Verlag. 3. Auflage, Kreuzlingen/München 1996
Herold, Edmund/Leibold, Gerhard: Heilwerte aus dem Bienenvolk. Ehrenwirth Verlag. München 1996
Meintrup, Marc: Natürlich behandeln mit Aloe vera. Südwest Verlag. München 1997
Meintrup, Marc: Natürlich heilen mit Weizengras. Südwest Verlag. München 1997
Wade, Carlson: Bienen-Power. Ehrenwirth Verlag. München 1994

Bezugsquellen und weitere Informationen

Deutscher Imkerbund e. V., 53343 Wachtberg (Villip), Tel. 02 28/32 10 06
Beirat des Deutschen Imkerbundes für Marktfragen, Herr Reck, Tel. 0 71 53/5 20 19
fair Kauf. Eine-Welt-Laden, Pariser Straße 33, 81667 München, Tel. 0 89/48 49 93: Honig von Kleinbauern aus Haiti, Papua-Neuguinea, Uruguay, Mexiko und Chile
Honig Himstedt, Hanfelderstraße 9, 82319 Starnberg, Tel. 0 81 51/45 70: lizenzierte Abfüllstelle des Deutschen Imkerbundes, Honig aus kontrolliert ökologischer Bienenhaltung, Multipollen, Gelée Royale, Propolis etc.
Allos. Walter Lang Imkerhof GmbH, 49457 Mariendrebber, Tel. 0 54 45/9 89 90: Honig, Pollen, Gelée Royale, Propolis, Honigspezialitäten

Bildnachweis

Bilderberg, Hamburg: 9 (Georg Fischer), 24 (Jose Azel); Kagl Christian, München: Titel/Fond u. Einklinker, 5, 12, 43, 44, 53, 74, 79, 86, 93; Mauritius, Mittenwald: 6 (Rossenbach); Pasieka Alfred, Hilden: 23, 58; Südwest Verlag, München: U4, 65 (Michael Nagy); Tony Stone, München: 1 (Christoph Burki), 20 (Andy Sacks), 26 (Andrea Booher), 34 (N.N.), 37 (Jerome Tisne), 48 (S. Lowry/Univ. Ulster), 69 (Peter Correz); Wildlife, Hamburg: 19 (M. Harvey), 30, 40 (K. Bogon)

Impressum

© 1997 W. Ludwig Buchverlag in der Südwest Verlag GmbH & Co. KG, München
2. Auflage 1997

Alle Rechte vorbehalten. Nachdruck – auch auszugsweise – nur mit Genehmigung des Verlags.

Redaktion:
Marion Onodi

Projektleitung:
Nicola von Otto

Redaktionsleitung:
Dr. med. Christiane Lentz

Bildredaktion:
Ute Schoenenburg

Produktion:
Manfred Metzger

Umschlag:
Till Eiden

Layout:
Wolfgang Lehner

DTP/Satz:
Arthur Lenner

Druck:
Weber Offset, München

Bindung:
R. Oldenbourg, München

Printed in Germany
Gedruckt auf chlor- und säurearmem Papier

ISBN 3-7787-3599-3

Register